なんとなく
わかった気になる

漢方の歴史

三室洋/著

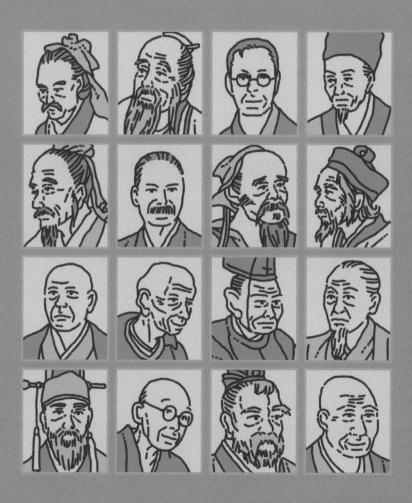

はじめに

　本書を手に取っていただき、ありがとうございます。

　私は臨床家でもなければ研究者でもありません。漢方エキス製剤メーカーに勤める、一介の企業人です。メーカーの学術担当という立場で、漢方のいろいろな知識・情報を、医師・薬剤師・登録販売者の方々や消費者の方々、また自社の社員にお伝えする仕事をしています。

　私が漢方をある程度本格的に勉強してきたのは、たかだか15年足らずですが、その間、いろいろな勉強会に参加させていただきました。また、私自身もいろいろな場で講演させていただきました。その中には実践的なもの、理論的なもの、臨床的なもの、基礎薬理に関するものなど、様々なものがありました。受講生の皆さんを見ていると、だいたい参加度が高いのは実践的なものや臨床的なものです。やはりすぐに使える知識に人気があるのですね。一方で、参加度が低いのが歴史に関するものです。歴史の講義になると、一気に居眠り人口が増えてしまいます。やはり、「歴史なんて知ってもすぐに役立たない」と思ってしまうのでしょう。かくいう私も、以前はそんな受講生の一人でした。しかし、次第に漢方の歴史について知り、素晴らしい先生方に深い歴史の知識を教えていただくことでその魅力を感じるようになりました。漢方の歴史は「歴史」としてももちろん面白いのですが、漢方をうまく運用していく上でも、とても有用な知識なのです。歴史を知ることで、それまで学んできた漢方処方が異なる姿に見えてくるのです。そうすれば、処方の使い方もさらに幅広くなります。臨床家であれば、漢方の治療効果を上げたり、よりたくさんの患者さんを治したりすることにつながるでしょう。研究者であれば、新しい研究の切り口が見つかるかもしれません。でもそういう「歴

史の有用性」を知る前にリタイヤしてしまう人が多い。とてももったいないことです。だからそうした方々の助けになればと、本書を著しました。

　また、「もっと深い漢方の歴史」への橋渡しをしたいというのも、本書を執筆した動機の一つです。私より漢方の歴史に通じている先生方はたくさんたくさんおられます。そうした先生方がいろいろな場で素晴らしい講義をされ、また優れた文献を書いてくださっています。でも、初学者の方々にとってはそこにいきなりアクセスするのは非常にハードルが高い。基礎知識があまりに少なくて、聞いたことのない単語がたくさん出てきてしまうからです。でも、「なんとなく聞いたことがある」「なんとなく知っている」状態にしておくだけで、そのハードルをかなり下げることができます。本書がそういう「なんとなく〜」のきっかけになって、初学者の方々がより深い漢方の歴史にアクセスするための「橋渡し」になれば嬉しく思います。

　ですから本書では、漢方の歴史について「なんとなく」つかんでいただくことを目的にしています。そのため、あまり深いことは書いていません。それは本書の役割ではないですし、そもそも私の実力ではできないことです。ただ、私にできる範囲で、正確な内容にはしたつもりです。

　最後に、これまでご指導いただき、漢方の歴史の楽しさを教えてくださった多くの先生方に心より感謝いたします。また、あかし出版の檜山様と竹本様には今回の執筆の機会を与えていただき、出版まで導いていただきました。竹本様には素敵なイラストでもサポートしていただきました。この場を借りて、お二人に深謝いたします。本当にありがとうございました。

2019年6月

三室　洋

目次

はじめに　　　　　　　　　　　　　　　　　　　　　　　2

目次　　　　　　　　　　　　　　　　　　　　　　　　　4

第1章　古代〜後漢時代の中国　　　　　　　　　　　　　7

　　　　古代〜後漢時代の時代背景 / 古代〜後漢時代の医学の特徴
　　　　この時代の重要な古典（三大古典）や人物 / その他の古典・人物

第2章　三国〜南北朝時代の中国　　　　　　　　　　　　21

　　　　三国時代〜南北朝時代の時代背景 / 三国時代〜南北朝時代の医学の特徴
　　　　この時代の重要な古典や人物 / その他の古典・人物

第3章　隋・唐時代の中国　　　　　　　　　　　　　　　31

　　　　隋・唐時代の時代背景 / 隋・唐時代の医学の特徴 / この時代の重要な古典や人物
　　　　その他の古典・人物

第4章　宋（北宋）時代の中国　　　　　　　　　　　　　41

　　　　宋（北宋）の時代の時代背景 / 宋（北宋）の時代の医学の特徴
　　　　この時代の重要な古典や人物 / その他の古典・人物

第5章　古代〜鎌倉時代の日本　　　　　　　　　　　　　55

　　　　古代〜鎌倉時代の時代背景 / 古代〜鎌倉時代の医学の特徴
　　　　この時代の重要な古典や人物 / その他の古典・人物

第6章　金・南宋〜元時代の中国　　　　　　　　　　　　63

　　　　金・南宋〜元時代の時代背景 / 金・南宋〜元時代の医学の特徴
　　　　この時代の重要な古典や人物〜金元四大家と張元素〜 / その他の古典・人物

第7章　明時代の中国　　　　　　　　　　　　　　　　　　　　75

明時代の時代背景 / 明時代の医学の特徴 / この時代の重要な古典や人物
その他の古典・人物

第8章　室町～安土桃山時代の日本　　　　　　　　　　　　　　91

室町～安土桃山時代の時代背景 / 室町～安土桃山時代の医学の特徴
この時代の重要な古典や人物

第9章　江戸時代の日本　　　　　　　　　　　　　　　　　　　101

江戸時代の時代背景 / 江戸時代の医学の特徴
この時代の重要な古典や人物～後世派～ / この時代の重要な古典や人物～古方派～
この時代の重要な古典や人物～考証学派～ / この時代の重要な古典や人物～折衷派～
その他の古典・人物

第10章　清時代以降の中国　　　　　　　　　　　　　　　　　127

清時代以降の時代背景 / 清時代以降の医学の特徴
この時代の重要な古典や人物～温病学派～
その他の古典や人物～中西匯通派の出現～

第11章　明治時代以降の日本　　　　　　　　　　　　　　　　137

明治時代以降の時代背景 / 明治時代の医学の特徴 / この時代の重要な古典や人物

附録　漢方エキス製剤の歴史　　　　　　　　　　　　　　　　147

漢方エキス製剤の特徴 / 漢方エキス製剤の歴史 / 漢方エキス製剤の製造
漢方年表（別添）

第 1 章

古代〜後漢時代の中国

● 占いによる医療を起源に、徐々に医学が発達
● 三大古典により、漢方医学の基礎ができあがる

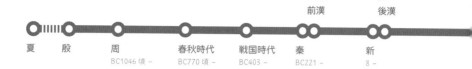
1

古代〜後漢時代の時代背景

　前漢時代の司馬遷が著した『史記』によると、禹が夏という王朝を建国したものの、17代目の桀王が悪政を行ったため、湯王がこれを討伐して殷（商）王朝を建国したとされています。

　殷は中国の王朝の中で実在が確認されている最古の王朝で、甲骨文字を用い、青銅器の文化を発展させて栄えました。しかし、30代目の紂王の時に周の武王に滅ぼされます。その周王朝も紀元前770年頃になると勢力が衰え、諸侯が各地で勢力を伸ばして覇権争いが進行します。宗室として周王朝を奉りながらも、諸侯が覇を競い合う春秋時代が到来します。

　紀元前403年に春秋時代に大きな勢力を持っていた晋が韓・魏・趙の3国に分裂し、これを契機に「戦国七雄」と呼ばれる7国が割拠する戦国時代に入ります。この時代には周王朝の権威は完全に失墜し、弱肉強食の時代となりました。

　戦国時代を勝ち残って天下を統一したのが秦です。秦王であった政は史上初めて中国を統一し、「始皇帝」を名乗りました。強力な中央集権国家・法治国家を作り、度量衡・文字・貨幣・車軌（馬車の車幅）などを統一しました。万里の長城を整備して北方民族への備えも強化しました。しかし、厳しすぎる法治主義や過度の労役、焚書坑儒と呼ばれた思想弾圧

などに対する不満が募り、紀元前209年には陳勝・呉広の乱が勃発。紀元前206年には劉邦が首都咸陽に攻め込んで、秦は建国わずか15年で滅亡しました。

　秦の滅亡後、劉邦は項羽との覇権争いに勝利し、紀元前202年に漢を建国します。漢は秦の統治システムを踏襲しつつも、それを緩やかに行うことで反発を抑え、長期政権を確立していきました。7代目皇帝の武帝の時代には遊牧民族の匈奴を打ち破るなどして最盛期を迎え、内陸アジアや朝鮮半島、ベトナムにまで及ぶ広大な領域を支配しました。なお、『史記』が著されたのもこの武帝の時代です。

　漢は西暦8〜23年に外戚（皇帝の母親や妃の一族）の王莽による王朝簒奪（この王莽による王朝を新といいます）を受けたものの、再び復興し、結果的に400余年にもわたって中国を支配しました。なお、新王朝以前の時代の漢を前漢（西漢）、新王朝以後の時代の漢を後漢（東漢）と呼んで区別しています。

| コラム |　諸子百家

　春秋〜戦国時代には乱世を生き抜くための様々な方策や考え方が求められるようになりました。そうした要求にこたえて生まれたのが「諸子百家」です。主なものとして、孔子や孟子を代表とする儒家、老子・荘子に代表される道家、韓非に代表される法家、墨子に代表される墨家などが挙げられます。

　秦王朝においては法家が重視され、漢以降の王朝では儒家の考え方が重視されました。また、道家の考えは民間信仰とも結びつき、「道教」として世の中に浸透していきました。

2 古代～後漢時代の医学の特徴

　長い歴史を持つ漢方医学。しかし、その源流についてはよくわかっていませんが、おそらくは占いによる医療が起源だったのでしょう。一つの根拠は殷王朝の遺跡（殷墟）から発掘された亀板（亀の甲羅）です。その中には甲骨文で病気について書かれているものがあります。亀板は当時、占いに使用していたと考えられるので、このことから医療に関する占いが盛んに行われていたことが推測されます。

　一方で、医学が発達していく中で、医学を作ったとされる聖人の伝説も生まれていきました。代表的な聖人は伏羲・黄帝・神農・素女などです。特に黄帝と神農は三大古典（後述）の書名にも使われています。

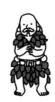

| 伏羲 | 黄帝 | 神農 | 素女 |

　この時代に実在した可能性のある人物として、夏～殷時代の伊尹、春秋戦国時代の扁鵲、前漢時代の倉公（淳于意）、後漢時代の張仲景（『傷寒雑病論』の著者）・華佗などの名前が伝わっています。

　そして、前漢～後漢時代にかけて、三大古典とされる『黄帝内経』『神農本草経』『傷寒雑病論』が成立します。これらにより、漢方医学の基礎が確立しました。
三大古典の他に、『五十二病方』『難経』などの書物も著されました。

3

この時代の重要な古典や人物
（三大古典）

　現代の漢方医学の基礎となっている重要な3つの古典が「三大古典」と呼ばれるものです。前漢〜後漢の時代にかけて成立し、これらによって漢方の医学理論・薬物学・治療学の基礎が確立しました。

医学理論

薬物学

治療学

『黄帝内経』
こうていだいけい

前漢？成立年代不詳

　漢方医学における最古の医学書ともいわれ、<u>漢方の医学理論および針灸療法を確立した書物</u>です。著者は不明。主に<u>医学理論について述べた『素問』</u>と、鍼灸について述べた<u>『霊枢』</u>に分かれています。

　人体の生理から病理、診断、治療、養生法、予防法などについて網羅されています。ただし、薬物療法に関する記載はほとんどありません。

　その説明は陰陽五行説に基づいています。「女性は7歳ごと、男性は8歳ごとに体が変化する」といった考え方も、この書物に由来しています。

　書名にある「黄帝」は、三皇（黄帝・神農・伏羲）と呼ばれる中国の伝説上の王の一人です。『黄帝内経』の記述方法は基本的にこの黄帝と、岐伯（黄帝の師であり家臣でもある名医）などとの問答形式になっています。

　なお、ドリンク剤「○○黄帝液」の名前は、この黄帝に由来しています。

｜コラム｜　『素問』と『霊枢』はもともと別の書物？

　現代では『黄帝内経』の一部とされている『素問』と『霊枢』。もともとは異なる書物であったようです。『霊枢』はもともと『針経』という9巻からなる書物でしたが、南宋政府によって『霊枢』という書名に変更した上で24巻に改編され、『素問』と一緒に『黄帝内経』という書物としてまとめられたようです。

『神農本草経』

しんのうほんぞうきょう

前漢？成立年代不詳

　現伝する漢方医学最古の薬物書です。著者は不明。<u>365種の生薬について、その効能・産地・性質（四気五味）などについて記載</u>されています。ただし、具体的な治療法については述べられていません。

　この書物の特徴は、生薬を
・上薬（無毒で長期間服用してもよい、不老長寿につながる薬）
・中薬（使い方次第で毒にも薬にもなるので、気を付けて用いる薬）
・下薬（有毒なので長期間使ってはいけない、病気を治療するためにやむを得ず
　　　　用いるような薬）
の３つのグループに分けている点です。漢方には「未病を治す」という考え方があり、小さな体の変調に気を配ってそれを調えることで病気にならないようにすることを重視しています。そのため、病気になってからそれを「治す」薬よりも、そのような小さな変調を調える薬が上位とされているのでしょう。

　なお、書名にある「神農」とは古代中国における伝説上の王で、人々に医療や農耕を教えたとされます。自ら多くの植物を嘗めて薬効や毒性を確かめ、最後には毒草の中毒のために亡くなったと伝えられています。

|コラム|　医薬の神様　神農さま

　『神農本草経』の名前にも入っている伝説の聖人「神農」。台湾などでは道教における医薬・農業の神様として崇められています。例えば、台湾の台北にある大龍峒保安宮というお寺では、「神農大帝」という名前の神様として祀られています。日本でも主に医薬の神様として医薬関係の人々を中心に信仰されています。特に東京・御茶ノ水の湯島聖堂や大阪・道修町の少彦名神社に祀られている神農さまが有名です。日本でも台湾でも神農像が置かれていますが、日本のものは比較的スリムなものが多く、台湾のものは布袋さまのようにぽっちゃりと太っているものが多いようです。

漢方最古の治療マニュアル

『傷寒雑病論』

後漢〜三国？ 200年頃？

　漢方医学における最古の治療書、すなわち治療マニュアルといわれています。著者は張仲景と伝えられ、後漢末期〜三国時代（日本では卑弥呼が活躍していた頃）に成立されたと考えられています。

　一般的に、この書物は後に、急性疾患に関する記載をまとめた『傷寒論』と慢性疾患も含む記載をまとめた『金匱要略』に分かれたとされています。（一方で『金匱要略』は別人の著述を含めた書物だとする説もあります。）『傷寒論』の部分では、急性熱性疾患（高病原性インフルエンザのようなもの）の発症から経過を追って、その経過ごとの治療法を述べています。いわゆる「三陰三陽」「六病位」などと呼ばれている考え方です。疾病の法則・治療原則・誤治のフォロー・薬物及び処方の使用法などが実践的に述べられています。

　張仲景はその序文において、この書物を著したきっかけについて記載しています。それによると、10年足らずの間にもともと200人余りいた親族の3分の2が死亡し、しかもその7割が「傷寒」と言われる急性熱性疾患であったとのこと。名著『傷寒雑病論』は多くの親族を亡くした辛い思いから生まれたのです。

張仲景

『傷寒雑病論』を原典とする処方は、有名な葛根湯（かっこんとう）をはじめ、小青竜湯（しょうせいりゅうとう）・芍薬甘草湯（しゃくやくかんぞうとう）・五苓散（これいさん）・八味丸（はちみがん）・大建中湯（だいけんちゅうとう）・桂枝茯苓丸（けいしぶくりょうがん）・当帰芍薬散（とうきしゃくやくさん）など、多数存在します。つまり、これらの処方は約1800年間も使われ続けていることになります。

　『傷寒雑病論』の処方の特徴は、湯剤（とうざい）、すなわち煎じ薬が多いことです。これは一説には伊尹（いいん）の『湯液経法』（とうえきけいほう）（後述）の影響を受けたからだと言われています。

｜コラム｜　張仲景は長沙の太守だった？

　『傷寒雑病論』の著者とされる張仲景。漢方医学における最重要人物と言っても過言ではありません。一般的には張仲景は長沙という街の太守（今でいう知事や市長のような役職）だったと伝えられています。
　しかし、正史（公式な歴史書）には張仲景の記録が残っていません。また、後漢末期の長沙の歴代太守の在任期間を調べてみるとすべての期間が他の太守で埋まってしまうため、張仲景が長沙の太守に就任できる期間がないという研究もあります。一体どんな人物だったのか、まだまだ謎が多い人物です。

4

その他の古典・人物

伊尹
（いいん）

　夏〜殷の時代に活躍し、湯王（殷王朝を建国した人物）に仕えたとされます。初めは料理人でしたが、才能を認められて重用され、殷王朝の成立に大きく貢献しました。その後三代にわたって王を補佐し、殷王朝における良相・名臣とされました。料理人であったこともあり、薬酒の作り方や食材・生薬の加工法などにも精通していたそうです。

　漢方医学における貢献も大きく、それまで単独の生薬によって治療する方法が主流だったものを、複数の生薬を組み合わせて使う方法へと大きく転換させたといわれています。現在使われている漢方処方もほとんどは複数の生薬を組み合わせたものなので、その基礎を作ったということになります。

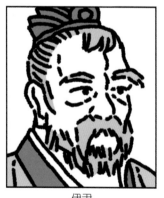

伊尹

　また、煎じ薬（生薬を水に入れて煎じて飲む方法）を普及させたのも伊尹だとされています。そのため「湯液の祖」（湯液とは煎じ薬のことです）と呼ばれることもあります。元料理人だけに、スープの作り方にヒントを得たのかもしれません。

　『湯液経法』（現伝していません）という書物を著したとされており、この内容が後の『傷寒雑病論』にも大きな影響を与えたと考えられています。

扁鵲（秦越人）

（へんじゃく しんえつじん）

前漢の司馬遷が著した『史記』に記述があり、春秋戦国時代の人物とされます。名医の代名詞にもなっており、内臓の病変を透視することができたという伝説まであります。

逸話として、虢（かく）という国の皇太子を救った話や、斉の桓侯（かんこう）（春秋時代に覇者となった斉の君主）の病を見抜いた話などが伝わっています。

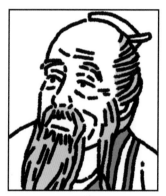

扁鵲

また、次のような患者は治すことができないと断言（扁鵲の六不治）したことでも知られています。

・驕り高ぶって道理をわきまえない人
・身体を粗末にして財産を重んじる人
・衣食の節度を保てない人
・陰陽ともに病み、内臓の気が乱れきった人
・痩せ衰えて薬が服用できない人
・巫（ふ）（霊能者・呪術師のようなもの）を信じて、医師を信じない人

特に最後の項目は、宗教と医学の分離を説いたものとして、また、患者への戒めとして、しばしば引用されます。

『史記』に残された名医のカルテ

倉公（淳于意）

　『史記』に記された前漢時代の名医です。当時のカルテが記録されており、当時の医療を具体的に知るための貴重な史料となっています。

『三国志』でも活躍する名医

華佗

　『三国志』でもおなじみの名医です。麻沸散（詳細は伝わっていません）という麻酔薬を用いて外科的治療（手術）を行ったと伝えられています。
　また五種の動物（鹿、猿、熊、虎、鳥）の動きを真似た五禽戯という一種の体操療法も開発したとされています。

『黄帝内経』を補足する医書

『難経』

　『黄帝八十一難経』ともいいます。『黄帝内経』の難解な部分について、問答形式で独自の内容も入れて注釈した書で、『傷寒雑病論』の参考文献の一つにもなりました。
　概ね後漢時代頃の成立と考えられます。扁鵲が著者という説もありますが、扁鵲が生きたとされる時代と本書の成立年代が合わないため、この説は誤りと考えられます。
　鍼灸に関する記述が多く、鍼灸の分野で重視されることの多い書物です。

『五十二病方』

馬王堆漢墓（前漢時代初期の遺跡と考えられています）から見つかった書物で、成立は三大古典以前だと考えられています。

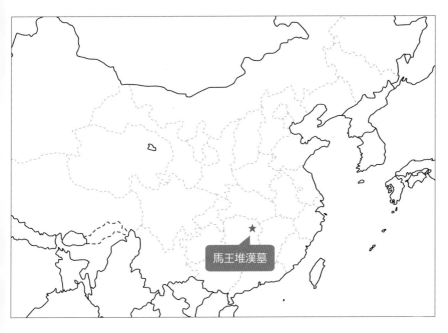

馬王堆漢墓

本来の書名は不明ですが、内科・外科・婦人科・小児科などにわたる 52 種の疾病の記載があることから『五十二病方』と呼ばれています。
特に外科系の処方や治療に関する記載が多く、この時代に外傷や皮膚感染症が多かったことが推定されます。

270 種の処方、243 種の生薬について記載されており、この時期に既にある程度医学が発展していたことがうかがえます。

第 2 章

三国〜南北朝時代の中国

● 戦乱の多い時代で、様々な文化が融合した
● 道教が盛んとなり、服丹・服石が流行した
● 医学においては道教の影響を受ける一方で、
　各専門分野での発展がみられた

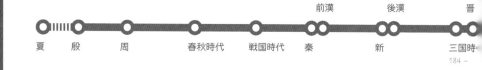
第2章

1

三国時代～南北朝時代の時代背景

　後漢末期に漢王朝は権威を失い、黄巾の乱を契機に各地で群雄が割拠するようになります。有名な『三国志』の時代です。その中で、勢力を伸ばした魏が後漢を滅亡させます。魏の他に呉と蜀が群雄割拠を生き残り、魏・呉・蜀の三国が鼎立する三国時代となります。最終的に三国時代を勝ち抜いて中国を統一したのはそのいずれでもなく、魏から帝位を簒奪した晋（西晋）でした。しかし晋も長くは続かず、中国は北部と南部に分かれる南北朝時代に入ります。北部では多民族による国が興亡を繰り返し、その結果、様々な民族の文化が融合することになりました。南部では貴族による文化が栄え、不老長寿を求めた養生法も発達しました。

　思想面では、儒教や仏教・道教が発展し、根付いていきました。仏教が中国に伝来したのは後漢時代と推定されていますが、それが広まったのは南北朝時代に鳩摩羅什が仏典を翻訳したことが契機となっています。「出家をしなくても悟りに達することができる」といういわゆる大乗仏教の教えが広まり、特に北朝では雲崗の石仏や龍門石窟などが作られました。それらの仏像・寺院は現在も残され、世界遺産に指定されています。

第2章

　道教は虚無の境地や不老長寿を目的とし、神仙を目指す思想です。独特の養生理論も生まれ、その考え方は現代の漢方医学においても応用されています。道教は一方で煉丹術の流行も生みました。煉丹術とは不老長寿の仙薬である丹薬を作る技術のことで、特に南北朝時代に盛んになりました。丹薬の原料として使われたのは朱砂です。朱砂の主成分は硫化水銀で、そこから不老長寿の薬ができるなど、現代では到底考えられません。しかし、当時は朱砂を用いた塗料を用いると長期間色が落ちないことなどから、これを服用すると「不変のもの」すなわち「不老長寿」になると考えられたようです。

　煉丹術は道教の道士・道家や知識人・貴族を中心に流行し、丹薬や鉱物性生薬の服用（服丹・服石）が行われました。しかし、当然ながら慢性中毒を起こす人が続出し、薬害が社会問題化しました。この時代の皇帝たちも中毒により命を縮めた者が多かったと言われています。

｜コラム｜　「散歩」の語源

　三国～六朝時代に道士・道家や知識人・貴族階級を中心に流行した、鉱物性生薬の服用（服石）。その代表処方が寒食散（五石散）です。鐘乳石・紫石英・白石英・硫黄石・赤石脂という５種の鉱物性生薬が配合されたものでした。ある種のドラッグのようなもので、服用すると興奮状態となり、また真冬でも外に出たくなるほど体が熱くなったそうです。その熱を放散させるため、だぶだぶの服を着て、冷たいものを食べて、よく歩くということを行いました。この「熱を放散させるために歩く」というのが「散歩」の語源と言われています。

2

三国時代～南北朝時代の医学の特徴

政情が安定しなかったこの時代は戦争が多発し、病気になる人も多かったようです。そんな中、<u>様々な民族の知識や文化を活用した実践的な臨床医学が発達</u>しました。そして、<u>内科・外科・婦人科・小児科・救急などの各分野の臨床専門書が書かれました</u>。最古の救急専門書と言われる葛洪（かっこう）の『肘後救卒方（ちゅうごきゅうそつほう）』はその代表です。

また、その他の診断学・鍼灸学・本草学（薬物学）・炮製（生薬の加工）などの各専門分野においても優れた書物が書かれています。王叔和（おうしゅくか）の『脉經（みゃくけい）』、陶弘景（とうこうけい）の『本草経集注（ほんぞうきょうしっちゅう）』などがその代表です。このように、医学における各専門分野で発展が試みられた時代でした。

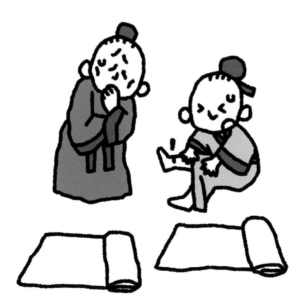

3 この時代の重要な古典や人物

診断学の専門書

『脉經』
みゃくけい

晋　280年頃？：王叔和
おうしゅくか

　三国時代の魏の太医令（医官のトップ）であったといわれる王叔和の著書。診
たいいれい
断学を中心に後漢時代の医学を集大成した医学書となっています。特に脈診につ
いてその理論を充実させ、脈象の整理・統合を行い、それぞれの脈象に対する解
説も記載しています。

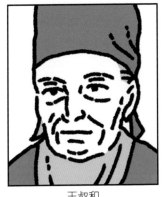

王叔和

　現在の漢方診療での脈診は手首の橈骨動脈
とうこつ
で診るのが一般的です。これを「寸口診脈法」
すんこう
と言いますが、この方法を一般化させたのも
『脉經』です。それ以前の『黄帝内経』の時
代では、「三部九候法」や「三部診脈法」といっ
さんぶきゅうこう　　　　　　　さんぶしんみゃく
て、手の他に頭部・足部でも脈診する方法が
一般的でした。

　この書物の価値は高く評価され、その後の
唐や宋の時代でも、脈診の教科書として活用
されました。

『肘後救卒方』
（ちゅうごきゅうそつほう）

晋　310年頃？：葛洪（かっこう）

　晋の時代の葛洪（3〜4世紀）の著。「肘後」とは「袖の下」や「袂（たもと）」のことで、「普段から袂に入れておける」、つまり「手軽な」という意味です。すなわち、一般庶民に向けた「手軽な」救急用ハンドブックのような書物で、最古の救急医学書とも言われています。元本は散佚してしまいましたが、後に陶弘景（とうこうけい）らによって補訂・編集されたものが『肘後備急方（肘後方）（ちゅうごびきゅうほう　ちゅうごほう）』として伝わっています。

　庶民向け救急ハンドブックなので、下記のような特徴があります。
① 構成がシンプルで、かつ安価な材料を用いた処方が多い
② 救急用の処方の記載が多い
③ 身近な生薬を用いた処方が多い
④ 感染症、伝染病、寄生虫、狂犬病などについて詳細に記載している
⑤ 各分野の急性疾患や外傷に関する予防・診断・治療について記述している
⑥ 内服以外にも、灸や推拿、吸玉、温湿布などの治療法を紹介している

葛洪（かっこう）（3〜4世紀）…庶民のための医療活動

　号は抱朴子（ほうぼくし）。優れた医師で、かつ煉丹家・道家でした。貴族階級を嫌い、妻の鮑姑（ほうこ）とともに庶民のために医療を施したとされています。他に『抱朴子』『金匱玉函方（きんきぎょくかんほう）』も著しました。

『本草経集注』
（ほんぞうきょうしっちゅう）

南北朝　500年頃？：陶弘景（とうこうけい）

　南北朝時代の陶弘景の著。『神農本草経』（三大古典の一つ）に収載されていた365種の生薬に『名医別録』（これも陶弘景の著書）に収載された365種の生薬を追加し、さらに注釈を加えました。

　『本草経集注』では、生薬の収載数が730種に増えたほか、
① 『神農本草経』に記載されていなかった、各生薬の性味・産地・採集法・形態・鑑別方法などを詳細に記載
② 生薬の分類について、『神農本草経』では三品分類（上薬・中薬・下薬）のみであったが、本書では自然属性による分類（玉石・草木・虫獣など7種）をした上で、三品分類を行っている
③ 効能による分類も行った
④ 三国時代や晋時代以来の医家の学術経験についても記載
⑤ 道教やアーユルヴェーダの考え方も取り入れている
などの特徴を有しています。

　その価値は後世に高く評価され、唐時代の『新修本草』（しんしゅうほんぞう）（史上初の勅撰本草書）の主要な参考文献とされ、中国の正統な本草書の基盤を確立しました。

陶弘景（とうこうけい）（456-536）…中国本草学の中興の祖

　陶弘景は読書すること万余巻とも言われ、医学のみならず、道教や儒教・仏教・陰陽五行・天文・地理・風水・本草学など、様々なものに精通していた万能人でした。若干20歳の頃に侍読（皇帝に学問を教授する学者）に任ぜられましたが、30代半ばで職を辞し、隠居しました。隠居してから後も、皇帝から重要な事項についてしばしば助言を求められ、人々から「山中宰相」と呼ばれたと伝わっています。

4

その他の古典・人物

┌─ 最古の鍼灸専門書 ─┐

『鍼灸甲乙経』
（しんきゅうこうおつきょう）

晋　3世紀後半頃：皇甫謐（こうほひつ）

　晋の皇甫謐（215-282）が編集した最古の鍼灸専門書です。『黄帝三部鍼灸甲乙経』（こうていさんぶしんきゅうこうおつきょう）あるいは単に『甲乙経』（こうおつきょう）とも呼ばれます。『素問（黄帝内経・素問)』『針経（黄帝内経・霊枢)』『明堂孔穴鍼灸治要』（みょうどうこうけつしんきゅうちよう）という三つの古典の内容を、身体部位・病気・事項別に編集・整理し直した書物です。

　皇甫謐は人々から「書淫」と呼ばれるほどの読書家で、諸学派の著書を読破し、著作も数多くありました。中年になって以降、医学にも関心を持ち、『鍼灸甲乙経』を著しました。晋の皇帝は彼の学識を高く評価し、任官させようとしましたが、断り続けたと伝わっています。

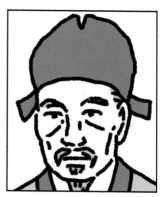

皇甫謐

『雷公炮炙論』

らいこうほうしゃろん

南北朝　5世紀頃：雷斅

らいこう

南北朝〜隋時代の雷斅の著。生薬の修治・炮製（加工法）の専門書で、漢方薬の作り方において、大きな変革をもたらしました。修治・炮製は『黄帝内経』や『傷寒雑病論』の時代にも既に行われていましたが、『雷公炮炙論』ではより複雑な修治・炮製についても記載されています。

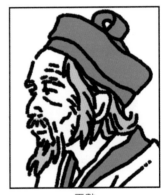

雷斅

その中には、
① 芳香性生薬は高温を避ける（⇒揮発性成分の損失を防ぐ）
② 芍薬などは鉄器で煎じることを避ける（⇒タンニンが反応するのを避ける）
③ 動物性生薬は酒に浸けてから加工する（⇒脂溶性成分の抽出を増やす）
などといった、現代科学的にも合理性のある工夫が既に記述されており、その慧眼に驚かされます。

『小品方』

南北朝　460 年頃：陳延之

　南北朝時代の陳延之の著。この時期に成立した処方集のうち、最も後代に影響を及ぼした書物で、唐時代の医官の教科書として重視されました。日本においても大宝律令（701 年）が制定されて以降、奈良時代・平安時代を通じて最も重要な処方集とされていました。

　中国では宋（北宋）の時代に既に散佚し、現存しないと考えられていました。しかし、1984 年、小曽戸洋先生が日本の前田育徳会尊経閣文庫に所蔵されていた書物が『小品方』の第一巻であることを突き止められ、約 1000 年ぶりに発見されました。

『集験方』

南北朝　6 世紀半ば？：姚僧垣

　南北朝時代の姚僧垣（498-583）による処方集。6 世紀半ばの成立と考えられています。既に亡佚してしまいましたが、後の時代の医事制度において教科書の一つとされるなど、重要な古典の一つでした。後の時代の『千金方』などの条文から、その内容が一部類推できます。

　腸癰湯の原典としても知られています。

第 3 章

隋・唐時代の中国

● 国力は充実し、安定した時代
● 唐時代は諸外国との貿易や交流が盛んで、医学にも影響
● 医学においては、それまでの時代の整理・統合が図られ、
　『諸病源候論』『千金方』『外台祕要方』などの
　名著が生まれた。

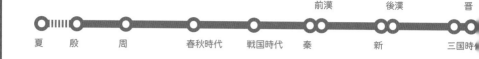

第3章

1

隋・唐時代の時代背景

　南北朝時代終盤の6世紀中頃になると、北部は北周、南部は陳が治めるようになっていました。580年、北周の丞相であった楊堅（文帝）は北周の全権を掌握し、翌年に禅譲（皇位を譲られること）を受けて隋を建国します。589年には陳を滅ぼして中国を統一しました。

　南北朝時代に分断されていた中国は再び南北の文化・経済が交流し、発展していきます。また、隋は科挙制度（官僚登用試験）を採り入れ、優秀な人材を広く集めて官僚にしました。それまでは貴族など、家柄が良い人でなければ官僚になれなかったのが、優秀であれば、貧しくても官僚になることができるようになったのです。2代目の煬帝は黄河と長江を結ぶ大運河を建設するなどして、さらなる国力増強を図ります。しかし、それらの建設工事や、度重なる高句麗（朝鮮半島北部にあった国）への遠征は財政を圧迫し、庶民の負担を増大させてしまいます。その結果、隋はわずか30年弱で滅亡してしまいます。

　617年、煬帝のいとこの李淵が、隋に代わって唐を建国します。国力は充実し、300年近くの長きにわたって王朝を維持しました。全盛期には社会が安定し経済も発達し、さらに世界各国との文化貿易の交流も盛んでした。いわゆるシルクロードが確立されたのも唐の時代です。首都

の長安にはアラビアやイスラムも含めた各国の人々が集まり、世界を代表する国際都市となりました。その結果、様々な国の文化・知識が取り入れられました。宗教では仏教が盛んとなり、道教やそれに伴う服丹・服石の文化は継続はしていたものの、以前よりは下火となっていきます。詩人として有名な李白・杜甫・白居易、書家として有名な褚遂良・顔真卿などが活躍したのもこの時代です。

　唐は6代目の玄宗皇帝の時代に最盛期を迎えますが、その治世の後半では楊貴妃を溺愛して政治意欲を失ってしまいます。その結果、安史の乱（755年）が起こり、これ以降、唐の国力は衰えていきます。その後、907年まで王朝は継続したものの、かつての勢威を取り戻すことはできませんでした。

　隋・唐時代は日本との交流も盛んで、遣隋使・遣唐使によって中国から日本に多くの文化や知識がもたらされました。

2

隋・唐時代の医学の特徴

　社会的に安定していたこの時代は医学も発展し、特にそれまでの時代の医学を整理・統合させることに力が注がれました。

　唐時代には<u>太医署</u>（たいいしょ）という部署が整備され、皇室や官僚たちの治療を行うだけでなく、<u>体系的な医学教育</u>も行われるようになりました。（それまでは国家による医学教育施設は整備されていませんでした。）

　また国際交流が盛んだった唐時代は、アラビアやイスラムの医学も導入され、それらに特有の薬物も取り入れられていきました。

　医学書も、巣元方（そうげんぼう）の『諸病源候論（しょびょうげんこうろん）』、孫思邈（そんしばく）の『千金方（せんきんほう）』、王燾（おうとう）の『外台祕要方（げだいひようほう）』をはじめ、優れた書物が数多く書かれました。また、世界で初めての国家による薬典となる『新修本草（しんしゅうほんぞう）』もまとめられました。

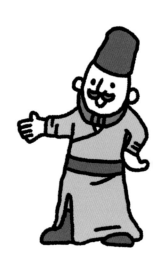

3

この時代の重要な古典や人物

〔 病因まで踏み込んだ病理・症候学の書 〕

『諸病源候論』
しょびょうげんこうろん

隋　610年：巣元方ら
そうげんぽう

　隋の煬帝の勅命により、大医博士であった巣元方（6-7世紀）らによって編纂されました。それまでの医学書の内容を整理し、病因（病気の原因）・病理・病態についてまとめています。

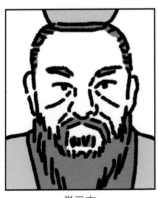

巣元方

　疾病を分類し、その原因にまで言及しています。らい病が感染症であることを認識していたり、ツツガムシ病に関する記載があったりするなど、画期的な内容を含んでいました。1700項目以上にわたって論じられ、各論という形に整理して書かれた病理学書としては最も初期のものです。

　ただし、処方・治療（導引を除く）についてはほとんど述べられていません。

『千金方』

唐　655 年頃：孫思邈

　孫思邈（581?-682）が著した医学全書です。『備急千金要方』あるいは『千金要方』と呼ばれることもありますが、これらは宋（北宋）時代に政府の校定を受けた際につけられた名前およびその略称のようです。なお、孫思邈は約30年後に『千金方』を補完する書物として『千金翼方』も著しました。書名は「人の命は千金の貴さがあり、医師がこれを救うのは、徳が高い行いである」という孫思邈の考え方に由来しています。（なお、『千金方』と『千金翼方』を合わせたものを『千金方』と呼んでいる場合もあります。）

　本書は病理、処方、鍼灸などの治療法だけでなく、医師の学習法や医の倫理についても言及しています。また、先人の処方をまとめるだけでなく、自験例も記されています。さらに房中術（性医学）や按摩・養生、それから生薬の栽培にまで及ぶ医療に関係ある事項が広く網羅されており、まさに「医学全書」と呼ぶにふさわしい内容となっています。婦人科・小児科領域の治療を重視し、これらを内科から独立させている点も特徴的です。以後、唐代〜北宋代の医学の標準テキストとして位置付けられ、現代でも重要な古典の一つとして活用されています。

　独活寄生湯、当帰湯などの原典としても知られています。

孫思邈（581?-682）…中国医学史上屈指の名医

　孫思邈は中国医学史上でも屈指の名医と言われ、自身も当時としては大変な長寿でした。一説には 100 歳を超える長寿だったとも言われています。医学はもちろんのこと、諸子百家の学説や道教・仏教にも通じており、「孫真人（「真人」とは道教を修めた人のこと）」とも呼ばれました。生涯、民間の医師として活躍し、その名声を聞いた隋や唐の皇帝が官位を与えようとしても固辞したと伝えられています。

第3章

『外台祕要方』
げだいひようほう

唐　752 年：王燾
おうとう

『外台秘要方』と書かれることも多く、また『外台祕要（外台祕要）』と呼ばれ
げだいひよう
ることも多いですが、『外台祕要方』が本来の名称のようです。

　王燾（670?-755）が後漢から唐時代までの様々な医学書を引用し編纂した医
学全書です。理論面は『諸病源候論』、処方については『千金方』『肘後救卒方』
などの影響を強く受けています。収載された処方は 6000 以上におよびます。
　特に感染症（肺結核、マラリア、天然痘、コレラなど）を重視しているのが特
徴です。灸療法についても記載されていますが、鍼治療については危険であると
して、原則的に削除されています。
　そしてなんといっても最大の特徴は、引用文献を明示している点です。唐時
代以前の医書の中には既に亡失してしまったものも多いのですが、『外台祕要方』
に「この書物にこう書いてある」と記載してくれているので、ある程度その中身
を推定・復元することができます。『外台祕要方』は王燾オリジナルの処方・理
論が展開された書物ではありませんが、そのような古典の復元という点において
非常に重要な書籍となっています。

　なお『外台祕要方』は、黄連解毒湯、神秘湯、独活葛根湯などの原典としても
おうれんげどくとう　　しんぴとう　どっかつかっこんとう
知られています。

王燾（670?-755）…図書館司書が歴史に残る医書を編纂
おうとう

　王燾は医師ではなく、唐の王朝の図書館の司書で、王朝が収蔵している貴
重な文献を自由に閲覧することができました。そこで書き写した内容を『外
台祕要方』としてまとめたと考えられます。『外台祕要方』において引用文
献をいちいち明記しているのは、王燾が司書だったことによる「職業病」だっ
たのかもしれません。おかげで我々は既に亡失した書物についてもその内容
を知ることができます。とてもありがたい職業病です。

『新修本草』
しんしゅうほんぞう

唐　659年：蘇敬ら
そけい

『唐本草』とも呼ばれます。唐の蘇敬ら、23人の医学者がまとめた<u>初めての勅撰本草書</u>（皇帝の命令で編纂された本草書）で、<u>国家による薬典としては世界初</u>のものとされています。

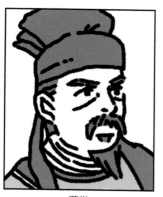

蘇敬

　陶弘景の『本草経集注』をベースにしていますが、収載生薬が追加されています。追加された生薬は訶黎勒（別名は訶子、シクンシ科ミロバランノキの未熟果）、胡椒、阿魏（セリ科アギの茎および根茎から得られる樹脂）など、西域などから輸入されたものが多く、唐時代の諸外国との貿易や文化交流の影響が医学にもおよんでいたことがわかります。

第3章

4

その他の古典・人物

こうていだいけいたいそ
『黄帝内経太素』

唐　７世紀中頃？：楊上善（ようじょうぜん）

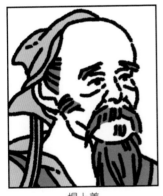

楊上善

隋～唐時代の医師である楊上善（585?～670?）の著。『黄帝内経』に関する最初の本格的な研究書です。その内容は『黄帝内経』の文章を整理して、摂生、陰陽、臓腑、経脈、兪穴、診候などの20項目に編成しなおしたものとされています。

宋時代頃に中国では散佚してしまいましたが、19世紀に日本（京都の仁和寺）で30巻中23巻が発見されました。

第 4 章

宋（北宋）時代の中国

- 文治主義により、医療政策も充実
- 国家による古典の校定が進む
- 印刷技術の発達により、医書が広く読まれるようになる
- 医学においては、次の金・南宋〜元時代の大きな発展の土台を形成した

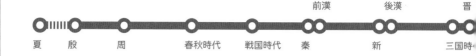
1

第4章

宋（北宋）の時代の時代背景

　907年に唐は節度使（辺境防衛隊の指揮官）の朱全忠によって滅ぼされます。朱全忠は後梁を建国したものの安定せず、中国はしばらく五代十国時代という分裂状態が続きます。しかし、960年に趙匡胤が宋を建国し、979年には宋が中国を統一。ようやく分裂時代に終止符を打ちます。

　宋王朝は科挙制度を強化し、文化を重視する政策（文治主義）をとったため、医学を含む様々な学問が盛んとなりました。「運気論」や「相火論」もそうした学問の一つです。また、印刷技術が発達したため、多くの書物が印刷され、多くの人がそれを読めるようになりました。

　一方で文治主義を進めた結果、軍が傭兵によって編成されたため、軍事費が増大して財政難を招くようになります。これに対し、6代目の神宗皇帝は王安石を登用して改革を試みますが、保守勢力の抵抗により失敗します。8代目の徽宗皇帝の時代には徽宗自身による悪政もあって国力はさらに衰退し、1127年、欽宗皇帝（徽宗の息子）の時代に北方の金による侵攻を許します（靖康の変）。これにより、徽宗と欽宗は捕えられ、宋は滅亡します。なお、その後、南方に逃れた高宗（欽宗の弟）が宋を再興したため、これ以前の宋王朝を北宋、それ以降を南宋と区別しています。

2

宋（北宋）の時代の医学の特徴

　文治主義をとった宋王朝は、医学政策にも注力しました。特に下記のような政策を行ったため、この時代はそれまでとは異なる、大きなターニングポイントとなりました。

官営薬局の整備と処方の規格化

　宋王朝は全国に官営薬局を設立しました。1076 年に「売薬所（ばいやくじょ）」として設立したのがその始まりです。後に「太平恵民局（たいへいけいみんきょく）」と改称されました。そこで使われる処方が地方によってばらつきがあっては困るため（例えば、東京で処方される葛根湯と大阪で処方される葛根湯の生薬配合が違っていると困りますよね？）、処方の規格を決め、品質の安定した薬物の供給体制を確立しました。これらの官営薬局で使われた処方集が『和剤局方（わざいきょくほう）』です。

医書（医学古典）の校定・刊行

　それまでの時代は、医書を手に入れるのには大変な苦労がありました。例えば、ある医師に弟子入りして何年も仕える。ある日、師匠の機嫌が良ければ、師匠が秘伝の医書を数日だけ貸してくれる。毎晩徹夜をして、必死で書き写す…。このようなことをしてようやく医書を手に入れることができたのです。

　しかし、書き写すことが繰り返されれば当然ながら写し間違いも発生します。そのようなわけで、医書は貴重であるにもかかわらず、その内容は写本によってバラバラという現象が起こっていました。これを解決すべく、宋王朝は医書の校定事業に力を入れました。

① 校正医書局という専門部署を作り、『黄帝内経』『傷寒論』『千金方』などの多くの重要古典の写本を全国から集めて校定し、国家の「お墨付き」を与える（この作業は「宋改」と呼ばれています）
② この時代に発達した印刷技術を使って、政府がオフィシャル版の古典を大量に出版する

　これによって多くの人がオフィシャル版の『黄帝内経』や『傷寒論』などを読むことができるようになり、医学研究が飛躍的に進むきっかけとなったのです。
　ただし、このように素晴らしいメリットがあった一方で、この校定作業によりそれ以前の古典の姿が改変されてしまい、オリジナルの姿が伝わらなくなってしまったというデメリットもあります。

| コラム | 大字本と小字本

　宋王朝が刊行した医書には大字本と小字本がありました。最初は大字本だけを出版しましたが、高価で入手しにくいため、いくつかの医書（『傷寒論』『金匱要略』など）については廉価版として小字本も出版されました。

医事制度・福祉政策の充実

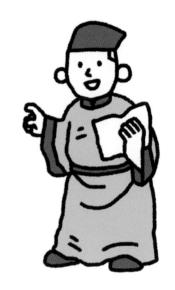

宋王朝は医学教育施設としての太医署（のちに太医局と改称）、医学行政部門としての翰林医官院（後に医官局と改称）をはじめ、様々な医療関連機関を整備しました。医学教育で用いる教科書には、校正医書局で校正された医書が使われました。

また、福祉政策にも力を入れ、漏沢園（貧困者の死体を埋葬する墓地）、病囚院（犯罪者を治療する医療施設）、安済坊（貧困者の収容施設）、福田院（孤児・病人などの収容施設）などを作りました。

また、「運気論」や「相火論」などの研究が進み、医学にも応用されたことで、唐時代までとはまた異なる医学理論が構築されていきました。

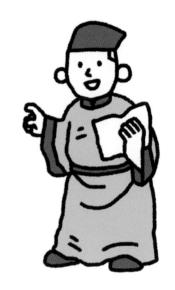

第4章

3

この時代の重要な古典や人物

┌─ 世界初の国家による薬剤規格書 ─┐

『和剤局方』
<small>わざいきょくほう</small>

宋　1107年：陳師文ら
<small>ちんしぶん</small>

　宋王朝が作った<u>官営薬局（「売薬所」、後に「太平恵民局」と改称）で使われた処方集</u>です。1107年に陳師文らがまとめたものが初版です。その後、増補・改訂が繰り返されました。北宋滅亡後も南宋に引き継がれ、1151年には『太平恵民和剤局方』と改称され、その後も増補・改訂が加えられていきます。（日本では『太平恵民和剤局方』のことも含めて『和剤局方』と呼ぶことが多いようです。）

　現在でも日本薬局方をはじめ、国家による薬剤規格書が作られていますが、『和剤局方』はまさに<u>世界初の国家による薬剤規格書</u>です。現在使われている「局方」という呼称もこの『和剤局方』に由来しています。収載されている処方については、散剤（香蘇散など）や丸薬（「○○圓」という処方名になっています）が多く収載されているのが特徴です。『和剤局方』を原典とする処方は多く、<u>安中散</u>・<u>香蘇散</u>・<u>五積散</u>・<u>平胃散</u>・<u>逍遙散</u>・<u>参蘇飲</u>・<u>二陳湯</u>・<u>十全大補湯</u>・<u>人参養栄湯</u>・<u>川芎茶調散</u>・<u>参苓白朮散</u>などがあります。

┌─────────────────────────┐

│コラム│　散剤を煎じて服用する煮散法
<small>しゃさんほう</small>

　『傷寒雑病論』に収載されている散剤（五苓散、当帰芍薬散など）は、散剤をそのまま服用することになっています。しかし、『和剤局方』に収載された散剤の中には散剤をそのまま服用するのではなく、散剤を煎じてから服用する（煮散法）ものが多数存在し、服用方法に違いが見られます。香蘇散、逍遙散などがその代表例です。また、もともと煎じ薬だったものを煮散法にしているケースもあります（麻黄湯など）。

└─────────────────────────┘

『小児薬証直訣』
しょうにやくしょうちょくけつ

宋　1115年：銭乙（1035-1117）
せんいつ

　銭乙の40年にわたる小児科医療の経験を弟子の閻孝忠がまとめた小児科専門書。上・中・下の3巻に分かれ、上巻では脈証と治療法、中巻では症例を、下巻では各処方を紹介しています。小児の生理・病理上の特徴を系統的に論じており、例えば生理面では「小児は五臓六腑がまだ完全にはできあがっておらず、またできあがっていたとしてもまだ丈夫ではない」としています。病理面では小児は「虚しやすく、また実しやすい」「冷えやすく、また熱しやすい」ことを指摘し、そのことから治療においては「穏やかに潤す」ことを原則としています。このように、小児を単なる「大人の縮小版」と考えるのではなく、小児の特徴を把握することを主張しました。この考え方は後代の小児科医にも引き継がれ、小児の診断・治療の改善につながりました。

　病態を臓腑の面から分析して処方・生薬を運用することを重視し（『太平聖恵方』の影響と言われています）、臓腑弁証の祖とも言える人物です。
　本書は六味丸の原典としても有名です。

銭乙（1035-1117）…漢方医学における小児科のさきがけ
せんいつ

　漢方医学における小児科のさきがけであり、臓腑弁証を本格的に始めた人物でもあります。また、小児は大人と比べて脈診や問診が難しいため、望診（視覚による診察）・聞診（聴覚や嗅覚による診察）を重視しました。

　銭乙は母を幼い頃に亡くし、父は3歳の時に行方知れず（30歳の頃に再会）となったため、伯父夫婦の養子として引き取られました。親のいない喪失感を経験したことが、小児科医を目指すきっかけとなったのかもしれません。

『太平聖恵方』

<ruby>太平聖恵方<rt>たいへいせいけいほう</rt></ruby>

宋　992年：宋王朝

　宋（北宋）時代に編纂されたものとしては、最初の勅撰医学全書。『聖済総録』（次ページ）には及ばないものの、全100巻という大きなボリュームの書物になっています。

　基本的には唐時代末期の医学の内容を反映しています。脈診法に関する詳細な記載があり、臓腑や疾患・専門領域に整理して生薬・処方の使い方が記されています。

　いわゆる「宋改」が行われる前の書物のため、「宋改」以前の医学の姿を知るための資料としても重視されています。

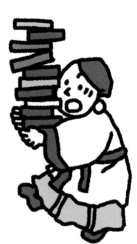

その他の古典・人物

北宋最後の勅撰医学全書

『聖済総録』
せいさいそうろく

宋　1117年：宋王朝

　『政和聖済総録』とも呼びます。宋の皇帝である徽宗が医官たちに命じて編纂させました。全200巻におよび、66の大項目（主に疾患別）について述べられ、2万以上の処方が収載された、医学百科全書といえる書物です。

　運気論が流行した時代で、徽宗自身も運気論に造詣が深かったことから、冒頭に運気論についての内容が記載されています。

　その他、叙例（目次のように並べられた凡例）、臨床各科の疾病および治療法、鍼灸、養生の他、神仙に関する内容などにも及んでおり、当時の医療に必要とされた項目が全て網羅されています。

徽宗…医学にも造詣が深かった「風流天子」
きそう

　『聖済総録』の編纂を命じた徽宗は中国の歴代皇帝の中でも芸術の才能に秀でており、「風流天子」とも呼ばれます。書画に優れ、徽宗が残した作品は芸術的に非常に高く評価されています。医学にも造詣が深く、『聖済総録』の序は徽宗自ら執筆しています。

　しかし、芸術や文化を愛するあまり政治を顧みなくなり、重税を課すなどの悪政を繰り返しました。また、自らが贅沢をするために財政を圧迫し、国力を衰えさせました。そしてついには北方の金による侵攻を許し、北宋を滅亡させてしまいます。徽宗は息子の欽宗とともに金に捕らえられ、結局異郷の地で没することになりました。

　なお、中国の小説で有名な『水滸伝』はこの徽宗の時代を描いたものです。
すいこでん

宋時代の本草書

　宋時代には王朝による本草書の整備も進みました。収載生薬数も徐々に増え、内容も充実していきました。明時代の『本草綱目』が出版されるまで、このような王朝による本草書の整備が基本的な流れとなりました。

① 『開宝本草』（宋　974年）…収載生薬数 983種
　　　宋王朝の命で、劉翰・馬志らが『新修本草』『蜀本草』『本草拾遺』などをもとに『開宝新詳定本草』を編纂。翌年、李坊・王祐らがさらにそれを校勘して『開宝本草』（正式名は『開宝重定本草』）ができました。

② 『嘉祐本草』（宋　1057年）…収載生薬数 1082種
　　　正式名は『嘉祐補注神農本草』掌禹錫・林億・蘇頌らにより編纂されました。『開宝本草』を元に、校定・再編を加えています。

③ 『本草図経』（宋　1061年）…中国薬学史上最初の薬物図鑑
　　　宋王朝の命で、蘇頌が中心となって編纂。『嘉祐本草』とほぼ並行して作られました。
　　　635種にわたる薬用植物の図が収載されており、中国薬学史上最初の薬物図鑑となっています。図がないと薬用植物を鑑別するのに分かりにくい、間違えやすいということで作成されたと考えられます。

④『証類本草』（宋 1082年頃）…収載生薬数1558種

正式名は『経史証類備急本草』。唐慎微（1040?－1120）が『嘉祐本草』『本草図経』をはじめ、歴代の本草書の内容をまとめた書物です。

参考文献は本草書だけでなく、『黄帝内経・素問』などの医学書や『史記』『荘子』などの歴史書・思想書にまでおよんでいます。

以後、宋王朝（南宋を含む）により下記のように改訂が繰り返され、『本草綱目』（1578年：李時珍）までの約500年間、本草書の主流となりました。

・『大観本草』（正式名『大観経史証類備急本草』）：1108年
・『政和本草』（正式名『政和経史証類備用本草』）：1116年
・『紹興本草』（正式名『紹興経史証類備用本草』）：1159年
・『重修政和経史証類備用本草』：1249年

| コラム |　歴代本草書の記載方法

　『証類本草』などに代表される本草書を作る際には、『神農本草経』をはじめとする歴代の本草書の記載をそのまま引用し、その後にさらに新しい記載を加えるという方法がとられました。

　そのため、例えば『重修政和経史証類備用本草』を見れば、『神農本草経』や『本草経集注』『新修本草』などの歴代本草書の文章がそのまま残されており、全てさかのぼることができます。

『（重修政和経史）証類備旧（用？）本草』
（京都大学附属図書館所蔵）から麻黄の記載部分を抜粋

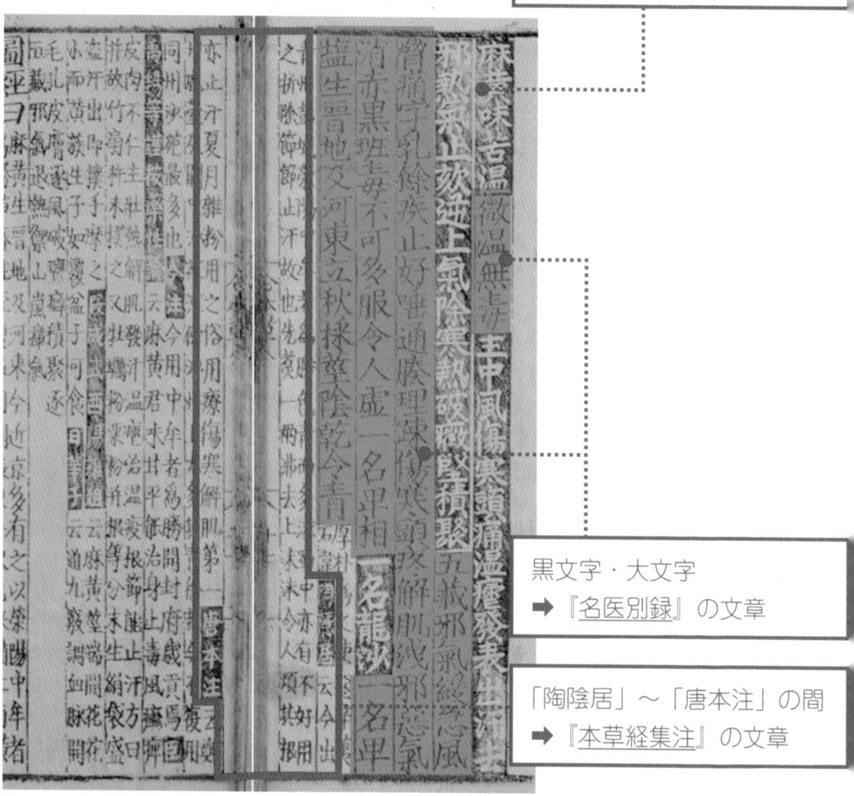

黒地に白文字・大文字
➡ 『神農本草経』の文章

黒文字・大文字
➡ 『名医別録』の文章

「陶陰居」〜「唐本注」の間
➡ 『本草経集注』の文章

一方で、どんどんと記載が追加されていくため、記載内容が雪ダルマ式に増えていってしまうというデメリットもありました。

「(重修政和経史) 証類備旧（用？）本草」
（京都大学附属図書館所蔵）から麻黄の記載部分を抜粋

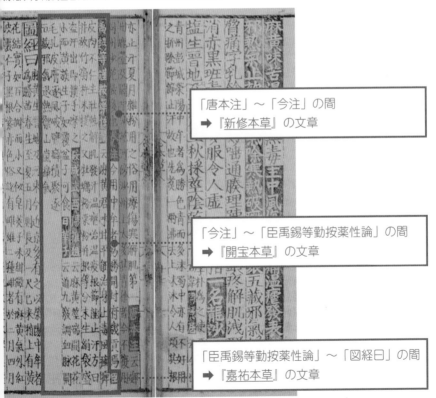

「唐本注」〜「今注」の間
➡ 『新修本草』の文章

「今注」〜「臣禹錫等勤按薬性論」の間
➡ 『開宝本草』の文章

「臣禹錫等勤按薬性論」〜「図経曰」の間
➡ 『嘉祐本草』の文章

第 **5** 章

古代〜鎌倉時代の日本

● 不明な部分が多いが、日本では固有の医学は発展しなかったと考えられる

● 中国から医学を導入し、それを整理しアレンジしていった

● 鎌倉時代には医療の対象が庶民にも拡大し、僧医が活躍

1

古代〜鎌倉時代の時代背景

第5章

　日本における古代、いわゆる縄文時代・弥生時代を経て、古墳時代（3世紀中頃〜）に入ると、日本にも統一政権が形成されていきます。

　飛鳥時代（592〜710年）になると、奈良の飛鳥に都が置かれ、天皇中心の政治が確立していきます。有名な聖徳太子（厩戸皇子）が登場するのもこの時代です。聖徳太子は仏教を重視したほか、607年に遣隋使を開始し、中国から文化を積極的に取り入れて日本の文化・政治の発展に活用しました。遣隋使はその後、中国の王朝が唐に代わった後は遣唐使に引き継がれ、894年に廃止するまで続けられました。

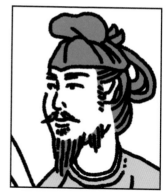

聖徳太子

　710年には都が平城京に遷され、いわゆる奈良時代が始まります。遣唐使による中国文化の導入はさらに盛んとなり、様々な法律や制度などが唐のものを参考にして整備されました。また、仏教がさらに盛んとなり、国を治めるためにも活用されました。東大寺の大仏建立などはその典型です。

　しかし、平城京では僧侶の力が大きくなり過ぎたこともあり、794年に都が平安京へ遷都され、平安時代が始まります。藤原氏を中心とする貴族が活躍し、文化面でも貴族文化が栄えました。しかし平安時代後期になると、次第に武士が力を持ち、平家が実権を握るようになります。

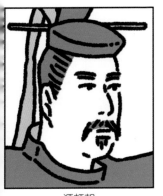

源頼朝

　その後、平家を倒した源頼朝が政治の実権を握って鎌倉幕府を作り、本格的な武家政権が成立します。鎌倉時代の始まりです。頼朝の死後、実質的な権力は執権である北条氏に移るものの、鎌倉幕府は1336年まで続きました。この間、中国の元王朝から朝貢を求められ、それを拒否した結果、2度にわたる蒙古襲来（元王朝による侵攻）がありました。しかし、武士の活躍などもあって、この侵攻を防いでいます。

古代～鎌倉時代の医学の特徴

　縄文・弥生時代の頃から、日本においても祈祷や占いを含む何らかの医術が行われていたと考えられますが、そこから日本固有の医学には発展しませんでした。そのため、中国から医学が導入されるまでは、日本には確立した医学がなかったと考えられます。

　古墳時代頃から、徐々に中国から朝鮮半島を経由して医学が入ってくるようになります。414年には朝廷が新羅に良医の派遣を依頼し、金武が渡来して允恭天皇の治療を行ったという記録があります。459年には、雄略天皇が百済に良医を乞い、百済が高句麗の医師であった徳来を送ったとの記録があります。徳来の子孫はその後代々難波に住んで医業をなし、「難波の薬師」と呼ばれました。

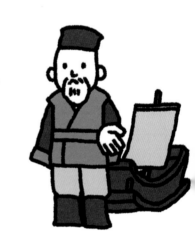

　562年には中国（南北朝時代）から知聡が160巻の医書を持って来日したという記録があります。これが日本に外国医書が入ってきた最初の公式記録です。

　飛鳥時代から平安時代にかけて、遣隋使・遣唐使により中国（隋・唐）の医学が直接導入され、日本の医学は制度的にも内容的にも中国を模範として発展していきます。701年に制定された大宝律令では唐の時代に倣った医療制度（医疾令）が定められ、これに則って診療や医学教育が行われました。医学の教科書には中国から伝来していた医書である『脉經』『鍼灸甲乙経』『黄帝内経・素問』『小品方』『集験方』などが指定されました。

　平安時代には中国医書の内容を抜粋し日本の事情に合わせて再編する作業も行われるようになりました。984年に丹波康頼が編纂した『医心方』がその代表です。

　鎌倉時代になると、仏教が一般大衆の中にも広まります。寺院の中には医療活動を行う者も現れ、庶民にも医療が施されるようになっていきます。医学の担い手もそれまでの宮廷医から僧医に移行し、特に禅僧が活躍しました。日本に茶をもたらした栄西はその代表的人物です。また、14世紀初頭には鎌倉に住んでいた僧である梶原性全が、日本の中世における最大の医学全書である『頓医抄』『万安方』を著しました。

3

この時代の重要な古典や人物

『医心方』

平安　984年：丹波康頼（912-995）

　現存する最古の日本の医書で、国宝にも指定されています（東京国立博物館蔵）。30巻からなる医学全書で、内容は医学の諸領域から薬物・養生・房中（性医学）にわたります。ほとんどが中国の医書からの引用で、病態については『諸病源候論』を中心に、治療については『千金方』を中心に引用しています。その他にも100以上の南北朝時代～唐時代の書物を引用しています。

　一方で、陰陽五行説や脈論などの観念的・思弁的な内容は省略されるなど、論理より実用を重んじる日本の特性も見られます。当時の日本がどのように中国医学を取り入れていったかを知る上でも、既に失われた中国の医書の内容を知る上でも重要な史料となっています。

丹波康頼（912-995）…日本で医薬の名家となった、皇帝の末裔？

　伝説によれば、丹波康頼の祖先は中国の後漢末期の皇帝であった霊帝だと伝えられています。康頼は『医心方』編纂の功績により、その子孫は代々朝廷における医師の最高位である典薬頭となる地位を獲得しました。
　なお、昭和期に活躍した俳優の丹波哲郎氏は康頼の直系の子孫だそうです。

『頓医抄』『万安方』

_{とんいしょう} _{まんあんぽう}

鎌倉　1302〜04年、1313〜27年：梶原性全（1266-1337）

_{かじわらしょうぜん}

　『頓医抄』は50巻からなる民衆医療向けの医学全書。中国の宋時代の医学全書『太平聖恵方』の影響を強く受けています。民衆医療向けに広く公開する書物として書かれたため、簡単な仮名交じり文で書かれています。また、一部には自身の治験も記しています。

_{たいへいせいけいほう}

　一方の『万安方』62巻は子弟に伝えるための秘伝の医書として書かれたため、漢文で記載されています。『頓医抄』を著した後に学んだ『聖済総録』（『太平聖恵方』より後に書かれた、宋時代の医学全書）の影響を強く受けており、ボリュームも『頓医抄』よりも多くなっています。

_{せいさいそうろく}

4

その他の古典・人物

『喫茶養生記』
きっさようじょうき

鎌倉　1214年：栄西（1141～1215）
ようさい

　禅僧であった栄西が宋に留学した時に学んだことを元に、茶の効用を説いた書物です。すなわち、「五臓の調和を保つためには酸・苦・甘・辛・鹹の五味を適宜摂ることが必要だが、日本人は酸・甘・辛・鹹の四味は摂れているものの、苦味を摂ることが少ない。そのため、心臓が弱って若死にする者が多い。だから、お茶を飲むことで苦味を摂るべきで、茶は養生の仙薬なのだ。」と説きました。また、その他に、桑の効用についても述べています。

　栄西は鎌倉幕府の三代将軍である源実朝が二日酔いで苦しんでいる時に、一杯の茶とともにこの『喫茶養生記』を献上したとも伝えられています。
みなもとのさねとも

｜コラム｜　五臓と五味

　漢方では五臓（五つの臓器である肝・心・脾・肺・腎）は五つの味と関連があると考えています。すなわち、肝は酸味、心は苦味、脾は甘味、肺は辛味、腎は鹹味（塩辛い味）と対応し、対応する味の食べ物を適度に摂ることで、五臓の調和につながると考えているのです。栄西が『喫茶養生記』の中で心臓が弱るのを防ぐために茶を飲むことを勧めたのは、心が苦味と対応しているからです。

第 **6** 章

金・南宋～元時代の中国

- 宋（北宋）時代の影響を受けて、
  金元四大家をはじめ、様々な学派が生まれる
- 主要な学派として、劉完素を祖とする河間学派と、
  張元素を祖とする易水学派が生まれた

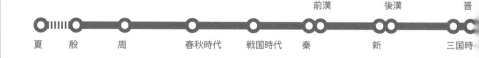

前漢　後漢　　晋

夏　殷　　周　　春秋時代　戦国時代　秦　　新　　三国時

1

金・南宋～元時代の時代背景

第6章

　宋（北宋）は金によって滅ぼされましたが、1127 年に南方に逃れた
高宗（欽宗の弟）が宋王朝を再興します。南宋の成立です。これにより
中国は北部の金、南部の南宋が並立することになります。ただし、南宋
は領土を維持するために金に臣下の礼をとって年貢を払っていたので、
実質的には金の朝貢国に近い状態でした。しかしその一方で、南宋は経
済的に豊かな上に、金と和議を結ぶことで対外的な脅威が減ったので、
文化や商業が栄え、儒学の発展（特に朱子学）や文人画の登場などが見
られました。

　南宋が経済的・文化的に成熟していた頃、モンゴルではテムジンが民
族を統一し、1206 年にチンギス・ハーンの称号を得て、モンゴルの王
に即位します。チンギス・ハーンは東西に遠征して急速に勢力を拡大し、
ヨーロッパからアジアまで広がる世界帝国を樹立していきます。このモ
ンゴル帝国はやがて中国にも侵攻を開始し、1234 年には金を滅ぼしま
す。1271 年には国号を大元（一般に「元」と呼ばれます）とし、1279
年には南宋も滅ぼして中国を支配しました。

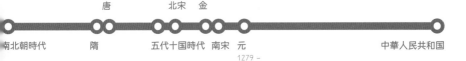

第6章

　元の初代皇帝であるクビライ（フビライ）は銀と紙幣による通貨システムを整備し、モンゴル帝国内の関税を撤廃して、経済的基盤を強化しました。また、宗教や思想にも寛容だったため、東西の交流が非常に活発となります。マルコ・ポーロ（と呼ばれる人）がベネチアから元にやって来たのもこの時代です。そのためヨーロッパやイスラム諸国から様々な文化や技術・学問が入ってくるようになりました。羅針盤、火薬、活字印刷、天文学などはその代表例です。

　しかし元はやがて貴族による汚職や重税、王朝内の権力争い、さらにはペストの流行などによって国力が衰えます。そして 1351 年に起こった紅巾の乱とよばれる反乱を契機に、元（モンゴル民族）は中国から撤退していくこととなります。

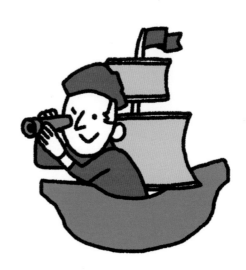

金・南宋～元時代の医学の特徴

　宋（北宋）の時代に医学政策が重視され、医書の整備・出版が盛んに行われたことが基盤となって、金・南宋～元の時代には医学研究が飛躍的に進み、様々な学説が生まれることになります。それらの学派のうち、主な2つの学派が河間学派と易水学派です。（ただし、これらの学派名は後からつけられたようです。）それぞれの学派の祖である劉完素と張元素はほぼ同じ時代の人物で、ライバル関係にありました。それらの主な特徴を簡単に整理すると次の表のようになります。

	河間学派	易水学派
主な人物	劉完素（学派の祖） 張従正・朱震亨	張元素（学派の祖） 李杲・王好古・羅天益
学派名の由来	劉完素の別名が 劉河間だったことに由来	張元素が住んでいた 場所の地名に由来
重視した理論	運気論	陰陽五行説
主な病気の原因	邪気・火熱（過剰な熱）	必要なエネルギーや物質の不足
主な治療法	邪気や火熱を除く	必要なものを補う（特に消化器系の機能を補うことを重視）
その他	明～清時代の 温病学派に影響	五行説の相生相克の考え方を 応用（明時代の温補派に影響）

　これらのうち、劉完素・張従正・李杲・朱震亨の四人は「金元四大家」と呼ばれ、この時代を代表する医家として非常に有名です。

　この時代の重要な古典や人物

金元四大家と張元素

┌─ 河間学派の祖：火熱が病の原因と考えた「寒涼派^{かんりょうは}」 ─┐

劉完素^{りゅうかんそ}（劉河間^{りゅうかかん}）1120-1200

　<u>病気の原因は火熱（過剰な熱）であるとする「火熱論」を主張。</u>そのため、<u>治療においては熱を冷ますことを重視しました。</u>（そのため、劉完素は後に「<u>寒涼派</u>」とも呼ばれるようになりました。）熱を冷ますために多用したのが、<u>黄芩^{おうごん}・石膏^{せっこう}・山梔子^{さんしし}・連翹^{れんぎょう}</u>などの寒涼薬（体の熱を冷ます薬）です。また、熱を冷ますには発散（発汗などにより体表から熱を逃がす）も必要と考えて、<u>麻黄^{まおう}・防風^{ぼうふう}・荊芥^{けいがい}</u>などの発散薬も多用しています。こうした考え方で創られた処方の一つが、有名な<u>防風通聖散^{ぼうふうつうしょうさん}</u>です。

　火熱論を生み出す背景になったのが『黄帝内経・素問^{こうていだいけい そもん}』の「至真要大論^{ししんようたいろん}」における運気論の研究だといわれています。その結果、<u>病気の大部分が火熱（過剰な熱）によって引き起こされること、また風邪^{ふうじゃ}・湿邪^{しつじゃ}・燥邪^{そうじゃ}・寒邪^{かんじゃ}などの邪も最終的には熱となって病気を引き起こすことを見出しました。</u>

　代表著書は『黄帝素問宣明論方^{こうていそもんせんめいろんほう}（宣明論^{せんめいろん}）』（1172年）で、防風通聖散の原典もこの書物です。その他『素問玄机病式^{そもんげんきびょうしき}』『内経運気要旨論^{だいけいうんきようしろん}』『傷寒直格^{しょうかんちょくかく}』などの著書があります。

　生涯、民間医として活躍しました。金の皇帝であった章宗^{しょうそう}に三度出仕を要請されましたが固辞し、その誠実さを愛され、章宗から「高尚先生」という号を賜ったというエピソードもあります。

張元素（張潔古）1151-1234

ちょうげんそ　ちょうけっこ

　金元四大家には数えられませんが、易水学派の祖であり、また李杲の師匠でもある、この時代の重要人物です。その医学的特徴は下記のようなもので、後世の漢方医学に大きな影響を与えました。

① 臓腑弁証（臓腑の視点から病態分析や治療を行う）を重視
　　『黄帝内経』や『小児薬証直訣』などの理論を整理し、システム化した臓腑弁証体系を構築しました。

② 生薬の性質に様々な視点を導入
　　生薬の性質に陰陽・気味（気が濃いか薄いか）・昇降浮沈（上に持ち上げるか、下に降ろすか）などの視点を取り入れました。例えば、「桔梗は上に持ち上げる性質があるので、身体上部の症状に効かせたい時に配合する」といった考え方です。また、生薬がどの臓腑・経絡に働きかけるかという帰経・引経報使の考え方も他に先んじて取り入れました。例えば、「少陽経や肝・胆に働かせるために柴胡を用いる」「陽明経や胃に効かせるために升麻を用いる」といった考え方です。

③ 独自の処方を考案
　　上記のような独自の理論に基づいて、既存の処方（例えば『和剤局方』などの処方）にはない、独自の処方を考案しました。このようなスタイルは李杲にも引き継がれ、後世に大きな影響を与えました。

　その他、六味丸を重視して、六味丸を「腎虚の基本処方」の地位に引き上げたのも張元素だといわれています。

　代表著書として『医学啓源』『珍珠嚢』『臓腑標本寒熱虚実用薬式』などがあります。

張従正（張子和）1156-1228
ちょうじゅうせい　ちょうしか

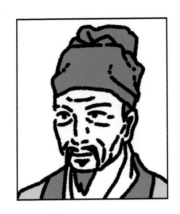

　劉完素に大きな影響を受けた医家です。もともと宮廷医でしたが、のちに民間
医となりました。

　病気の原因は様々な「邪」であると考え、治療においては邪気を外に出すこと
を重視しました。そのため、主要な治療法は汗（発汗）・吐（催吐）・下（瀉下）で、
他に涎や涙、クシャミなどによって邪を追い出す方法も活用したようです。その
ため、後に「攻邪派」あるいは「攻下派」と呼ばれました。
こうじゃは　　　　　　　　　　こうげは

　一方で、上記のような治療法を行うと必要な体力も消耗するため、それを補う
ためにお粥などで体力を補うことも必要だと主張しました。
　代表著書に『儒門事親』があります。
じゅもんじしん

李杲（李東垣）1180-1251

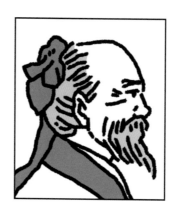

　号である「李東垣」という名前の方が有名です。易水学派の祖である張元素の弟子。裕福な家に生まれましたが、母親が病死した際に無力だったことを悔やみ、多額の金銭を寄付して張元素に師事したと伝わっています。

　李杲の学説の特徴は、体内の原因で発症する病気（内傷病）と、外的な要因（気候・感染など）で発症する病気（外感病）を初めて明確に区別したことです。その上で、内傷病は精神的ストレス、食生活の不摂生、過労などで引き起こされると考えました。また、内傷病の治療において、脾（≒胃腸）の機能を補うことを最も重視しました。脾は五臓の一つで、五行（木火土金水）のうちの「土」に対応します。それを補うことを重視したことから、李杲の学派は「補土派」と呼ばれるようになりました。

　脾を補うために、人参や黄耆を多用しました。それを体現した代表処方が補中益気湯です。他に、升麻・柴胡などで気を上に持ち上げる（これも補中益気湯に見られます）、沢瀉や黄芩などで熱を冷ますといった方法もよく使いました。

代表著書として『内外傷弁惑論』や『脾胃論』があり、これらは補中益気湯の原典として知られています。他に、『蘭室秘蔵』『医学発明』などを著しています。

補中益気湯以外にも、半夏白朮天麻湯・生脈散・清暑益気湯などを創り、現代の漢方医学にも大きな影響を残しています。

| コラム |　　補中益気湯が生まれた背景

　李杲が生きた時代は、金と元との争いによる戦乱が頻発し、人々は飢餓や疲労、精神的不安定、伝染病の流行などに苦しんでいました。補中益気湯もそのような時代背景の中で生まれます。

　ある年、李杲が住んでいた都市は元軍に包囲されます。そこでは多くの人が熱病にかかり、毎日千人、二千人と死体が運ばれるような状態でした。当時の医師はこの熱病を外感病と考えて「邪気を除く」方法で治療しましたが、むしろ悪化することが多く、治すことができませんでした。このことから李杲はこの熱病は外感病ではなく内傷病であると考え、それに対して「補う」治療が必要と考えました。そして補中益気湯を創り、多くの熱病患者を救ったのです。

朱震亨（朱丹渓）1281-1358

　号である「朱丹渓」という名前の方が有名です。代々医家の家に生まれました。学派としては河間学派ですが、金元四大家の中で最も後の時代に生まれていることもあり、李杲ら易水学派の影響も受けています。また、朱子学も学んでいるため、その影響も受けています。

　河間学派なので、病気の原因として「熱」を意識しています。しかし、それを単純に冷ます治療を行うのではなく、「潤わせることで冷ます」ということを重視しました。それを端的に表しているのが「陽は常に有余し、陰は常に不足す」という言葉です。

　「陽」は体を活動させるのに必要な熱エネルギーのようなものです。一方の「陰」は水分のようなもので、「陽」が暴走しないように冷やして抑制する働きがあります。両者はどちらも必要なものなのですが、バランスが重要です。このバランスの視点から考えると、「熱」の病態を起こす原因として、
①「陽」が過剰である
②「陰」が不足したために「陽」を制御できない
の2つが想定されます。朱震亨がより重視したのが②の病態です。例えるなら、自動車のラジエーターの水が不足して、オーバーヒートを起こすようなものです。

　また、「熱」の病態になると「陰」がさらに消耗されることになり、②の状態がさらに悪化するという負のスパイラルにも入ってしまいます。こうしたことから朱震亨は治療において陰を補うことを重視しました。このことから、「養陰派」と呼ばれるようになりました。

　具体的には、陰を補いながら、ある程度積極的に熱も冷ますという「滋陰降火」という方法をとりました。それを行う代表的な生薬が知母と黄柏です。他に、地黄や亀板などにも同様の作用があると考えて、よく用いました。これらを活用した代表処方として、大補陰丸（熟地黄・黄柏・知母・亀板・猪脊髄・蜂蜜で構成）を創りました。

　朱震亨はまた、体内物質の変化や停滞も病因として重視しました。痰（水分が

粘稠に変化して病理産物になったもの）や鬱（体内のエネルギーや物質の巡りの停滞）がその病因の代表で、それらを解消することも治療において重要と考えました。

　代表著書に『格致余論』『丹渓心法』『局方発揮』などがあります。
　朱震亨の学説は、それまでの河間学派・易水学派の考え方をある程度うまく融合（攻撃・補充にあまり偏らない）したものとなっており、明時代の医学のベースとなりました。また、朱震亨の医学は李杲の医学などとともに、日本の室町時代〜江戸時代前期の医学にも大きな影響を与えました。

第６章

|コラム|　朱震亨と相火論

　朱震亨は相火論の影響も強く受けています。相火論は宋時代以降、盛んに論じられるようになった、体の熱の源には君火と相火の２つがあるという考え方です。
　君火・相火とも熱源として必要なものですが、
● 君火：「心」に存在し、暴走することはない
● 相火：「腎（もしくは命門）」に存在し、本来は必要なものだが、時に暴走して熱病などの原因になる
という違いがあると考えられました。

　君火は暴走しないので抑える必要はありませんが、相火が暴走した場合、それを抑える必要があります。しかし単純に相火を消す治療では必要な熱まで失うことになりかねません。そのため、朱震亨は滋陰降火という「熱を直接抑える」と「熱を抑制する因子を助ける」の両面をバランスよく行う方法を採ったのです。このような考え方は張元素をはじめとする易水学派の影響も大きいと考えられます。

その他の古典・人物

現存する最古の『傷寒論』注釈書

『註解傷寒論』
（ちゅうかいしょうかんろん）

金　1144年：成無己（せいむき）（11-12世紀）

　現存する最古の『傷寒論』注釈書です。『傷寒論』の条文と、成無己による注釈文からなっています。『黄帝内経』の理論を用いて注釈を加えているのが特徴です。

病気の原因を内因（ないいん）・外因（がいいん）・不内外因（ふないがいいん）に分ける

『三因極一病証方論（三因方）』
（さんいんきょくいちびょうしょうほうろん　さんいんほう）

南宋　1174年：陳言（ちんげん）（1131-1189）

　病気の原因を、内因・外因・不内外因の3つに分けて論じた医学書です。内因とは七情と呼ばれる感情の乱れのことで、怒（ど）・喜（き）・憂（ゆう）・思（し）（考え込む）・悲（ひ）・恐（きょう）・驚（きょう）のことです。外因とは気候の異常などの外的要因のことで、風（ふう）・暑（しょ）・湿（しつ）・燥（そう）・寒（かん）・火（か）の六つの邪を指します。不内外因は内因・外因以外のもので、飲食の不摂生、外傷、過労、房事（性交）過多などを指します。
　病因に対するこの考え方は現在の漢方医学にも大きな影響を与えています。

第 **7** 章

明時代の中国

- 朱震亨の考え方をベースに、医学の統合が図られる
- 本草学では、名著『本草綱目』が生まれた
- 日本で重視された『万病回春』が書かれたのもこの時代

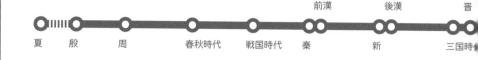

1

明時代の時代背景

　紅巾の乱を起こした紅巾賊の中から頭角を現した貧農出身の朱元璋が1368年に明を建国します。明が元の都であった大都（現在の北京）に侵攻すると、元はほとんど戦わずにモンゴル高原に去り、明が中国を支配することになります。

　3代目皇帝の永楽帝は周辺国との朝貢貿易を進める一方、満州やベトナムをも征服して領土を拡大します。さらなる版図拡大を目指して、東南アジアやインドへ大艦隊を派遣しました。この大艦隊を率いたのがイスラム教徒の宦官、鄭和でした。第一次航海では60隻以上、約28,000人の乗組員、主力艦は1200トン以上だったと記録されており、当時としては、図抜けたスケールでした。この大艦隊は1433年までに7回にわたって航海し、アラビア半島や東アフリカにまで到達して明王朝の勢威を世界に知らしめました。永楽帝は他に北京への遷都、『永楽大典』『四書大全』『五経大全』をまとめさせるなどの政策も行いました。

　永楽帝の死後、4代目の洪熙帝、5代目の宣徳帝の時代に国力は充実して明は最盛期を迎えます。しかし6代目の正統帝の時代にはモンゴルのオイラトの侵攻を受けて、皇帝が野戦で捕虜になるという屈辱的事件

（1449 年、土木の変）が起きます。以後、明は北方のモンゴル民族からの侵攻にたびたび悩まされることとなりました。一方、沿岸地域では倭寇（後期倭寇）の海賊活動に悩まされていました。このように明が南北の外敵から悩まされていた状況を北虜南倭と呼びます。

　北虜南倭に苦しんだ明ですが、徐階が海禁解除や交易自由化政策を行ってこの問題を解決します。また、その後の張居正による税制改革などで、明は息を吹き返しました。しかし、張居正が亡くなると、再び明の国力は衰退していきました。

第7章

| コラム |　朝貢貿易

　明王朝は 14 世紀後半、中国東海岸や朝鮮半島沿岸部で海賊行為を行う倭寇（前期倭寇）に頭を痛めていました。この倭寇を取り締まる意味もあって、海禁政策をとり、私貿易を禁止します。

　諸外国との貿易では朝貢貿易の形式をとることを強制しました。これは各国が明に対して貢物を献上し、明がそれに対して返礼の品を与えるというものです。明からの返礼品の方が高価なものであったため、各国は明に朝貢することで利益を得ることができました。

　日本も室町時代、足利義満の時代に朝貢貿易を開始します。その際、公私の船を区別するため、勘合という合い札を用いました。そのため、「勘合貿易」とも呼ばれます。勘合貿易は 15 世紀後半には足利幕府の手から細川氏へ、さらに大内氏の手にわたっていきました。

明時代の医学の特徴

　金元四大家を中心とする様々な学説が生まれた次の時代となる明時代には、朱震亨の学説を中心に南宋・金～元時代の医学の統合・整理が行われました。その中で、医学全書的な書物がたくさん書かれます。

　劉純の『玉機微義』、虞摶の『医学正伝』、薛己の『薛氏医案』、李梴の『医学入門』などがその代表です。その内容は、現在の日本の漢方医学、あるいは中国の中医学の基礎となっています。

　また一方で、金元時代の易水学派の中から、温補派が出現します。朱丹溪の学派は苦寒薬（苦い味で、体を冷やす性質を持つ薬）をよく用いており、これが

● 脾胃（≒胃腸）や命門（腎のエネルギー）の損傷につながる

● 中国北部の気候にはあまり合わない

ことなどを問題視して温補派が生まれたのだと考えられます。温補派は補脾・補腎を重視した治療を行い、「命門理論」を発展させました。

　本草学では李時珍がそれまでの本草書とは異なる分類・記述法で生薬を整理して『本草綱目』を著し、大きな変革をもたらしました。

この時代の重要な古典や人物

明時代の医学全書

① 『玉機微義（ぎょくきびぎ）』（明　1396年：劉純（りゅうじゅん））

　　劉純（14世紀）の著書。疾患ごとにその理論的解説と治療方剤について
まとめています。引用文に文献名を明確に標記している点が特徴的で、
100以上の書を参照して書かれています。

② 『医学正伝（いがくせいでん）』（明　1515年：虞摶（ぐたん））

　　虞摶（1468-1517）の著書。冒頭に51条の或問（仮の質問を設けて、
それに対する自分の意見を述べる記述形式）を設け、その後に疾患別の
治療について記述しています。日本の後世派で重視されました。また、
日本では、しばしば初学者向け教材として、この或問だけを抜き出した
ものも活用されたようです。

③ 『医学入門（いがくにゅうもん）』（明　1575年：李梴（りてん））

　　李梴（生没年不詳）の著書。基礎から臨床各科まで網羅した医学全書です。
キーワードを主に歌賦で大きく書き、その後に小さな文字で説明文を書
くという独特の形式で記述されました。日本でも江戸時代初期を中心に
よく読まれ、韓国の代表的な医書である『東医宝鑑（とういほうかん）』にも多くの記述が
引用されています。ベトナムなどを含む東アジア全域で広く読まれまし
た。「気滞」の概念を作った書物とも言われています。

明時代の温補派と命門理論　1

　前述したように、苦寒薬の弊害に対する問題意識などをきっかけに、明時代に易水学派の中から温補派が生まれます。補脾・補腎の治療を重視する中で、命門理論も発展しました。

　命門とは前漢時代の『難経』に既に見られる臓腑概念で、『難経』には「2つある腎のうち、左は腎で、右は命門である」と書かれています。生命活動と極めて密接な関係があると考えられており、明時代に温補派を中心に研究が進められ、様々な解釈が生まれました。

① 薛己（1486?-1558）

　…抑肝散を創ったことでも有名な、温補派の先駆け『内科摘要』『外科発揮』『女科撮要』『保嬰金鏡録』などを著した人物です。『保嬰金鏡録』は、近年認知症などで用いられることも多くなった抑肝散の原典です。

父の薛鎧は小児科を得意とした名医で、『保嬰撮要』（小児科の医書）の著者としても知られています。薛己は父の医業を継ぎ、特に外科に通じていました。後に太医院に入り、皇帝の御医にも選ばれ、明の武帝の治療にも当たっています。

臓腑弁証を用いた治療を実践し、中でも脾と腎を補うことを重視して四君子湯（補脾の基本処方）や六味丸（補腎の基本処方）などを頻用しました。また、八味丸を腎虚（腎陽虚）の代表処方の地位に引き上げたのも薛己だと言われています。

臓腑弁証では相生相克関係を活用することも重視し、「腎を補うために、肺を補う（相生の応用）」「脾を補うために、肝を抑える（相克の応用）」といった治療も行いました。命門については『難経』の「左が腎、右が命門」という説を採用し、脈診によって腎（腎陰）の病か命門（腎陽）の病かを弁別していたようです。

② 趙献可（16世紀後半〜17世紀初期？）…「命門相火説」を主張

　　代表著作は『医貫』です。命門を極めて重視し、「命門は君主の臓腑である」
　　と考えました。普通は「心が君主の臓腑である」と考えるケースが多い
　　ので、かなり特徴的な考え方だといえます。
　　また命門とは左右の腎の間にある動気（エネルギー）であり、そこには
　　無形の火としての「相火」が存在するという「命門相火説」を唱えました。
　　（命門には無形の水も存在すると考えていましたが、水よりも「相火」を
　　重視したのが趙献可の特徴です。）

　治療においては命門の水と火（相火）のバランスを取ることを重視して、六味丸・
八味丸を頻用しました。

　また、火（陽）は基本的に補うべきで、瀉しては（単純に抑制しては）ならな
いと考え、寒涼薬（熱を冷ます薬）や発汗薬・催吐薬・瀉下薬は使うべきではな
いと主張しました。

|コラム|　朱震亨と趙献可における「相火」の違い

　朱震亨（金元四大家の一人）も趙献可も「相火」の概念を重視しましたが、
両者の「相火」のイメージは少し異なります。

朱震亨：「相火」は時に暴走して病気を引き起こす
　　　　⇒「相火は病的なもの」というイメージが強い
趙献可：「相火」は体に必要なもので保護すべきものである
　　　　⇒「相火は正常なもの」というイメージが強い
同じ用語でも、時代や人によって解釈が異なるので注意が必要です。

明時代の温補派と命門理論　2

③ 張介賓（張景岳：1563-1640）

　　　　　　　　　…補腎陰を重視した『類経』『景岳全書』の著者

明～清時代に活躍した医家です。命門は身体における水火（陰陽）の太極（根元）であるとして、命門を非常に重視しました。若い頃は朱丹溪の学説（「陽は常に有余し、陰は常に不足す」）に賛同していましたが、後に「陽は有餘ではなく、真陰（腎陰）不足があるだけである」として、一部異論を唱えました。

治療においては、陽不足があってもまず陰を補い、陰不足があってもまず陽を補うという方法を採りました。結果的に、張介賓が創った代表処方である右帰飲・左帰飲・右帰丸・左帰丸は、バランスの違いはあるものの、陰陽ともに補う処方になっています。特に腎陰を補うことを非常に重視し、それができる生薬として熟地黄を好んで用いました。「張熟地」というニックネームまで生まれたほどだったようです。

代表著書は『類経』と『景岳全書』（ともに1624年）です。『類経』は『黄帝内経・素問』『黄帝内経・霊枢』の2書の中から類似したものをまとめて編集し、解説を加えたもの。『景岳全書』は64巻からなる医学全書で、自身の新しい命門理論なども取り込んでまとめてあります。

現在の漢方の診察法の基本である四診（望・聞・問・切）による総合的判断を重視した点も特徴的だと言われています。

薛己

趙献可

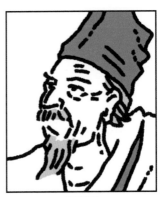

張介賓

『本草綱目』

明　1578 年：李時珍

　「本草書といえば『本草綱目』を指す」というほど、<u>本草学を代表する名著</u>です。全 52 巻から構成され、李時珍（1518-1593）が 35 歳の頃から 26 年ものの歳月をかけて、苦心の末編集した書物です。初稿は 1578 年に完成したものの、その後、校正を加えたことなどもあって、刊行されたのは李時珍が亡くなった後の 1596 年でした。

　北宋時代の『経史証類備急本草（証類本草）』をベースに、800 余りの文献を参考にして編集されました。<u>1892 種におよぶ薬物が収載されており、それらを 62 種のグループ（鉱物・草・木・虫・動物など）に分類している点が特徴の一つです</u>。この分類法は、当時、世界でも最先端の分類法でした。

　それまでの本草書は、それ以前の本草書の文章をそのまま転記して、さらにそれに追記するような形で記載されていました（「第 4 章 宋（北宋）の時代」を参照）。そのため、過去の記載を正確に調べるという点ではとても便利だったのですが、内容がどんどん雪ダルマ式に増えてしまい、情報が整理されていないという欠点がありました。『本草綱目』ではそれを解消するため、<u>薬物を上記のように分類し、さらに薬物ごとに内容別の項目（産地・性状・気味・効能など）を立て、歴代の記載を整理して書かれています</u>。ただし、整理した分、オリジナルの文章から改変している部分が多く、歴代の本草書の元々の記載を知るには適していません。

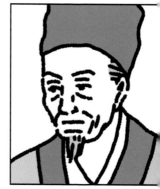

李時珍

第7章

また、薬物の効能について、宋〜明時代の医学理論を駆使して説明しており、臨床に応用しやすい内容となっています。特に張元素の影響を強く受けており、引経報使（薬物がどの経絡・臓腑に働きかけるか）の考え方も入っています。この効能の解釈は現在における生薬の薬能の基礎となっています。

李時珍（1518-1593）…「薬聖」と呼ばれた『本草綱目』の著者

　「薬聖」と呼ばれます。字は東璧、晩年は瀕湖山人と称しました。

　太医院（宮廷の医学機関）に勤めており、宮廷に保管されていた膨大な書籍を見ることができました。また国内外の薬物の品質鑑別のような仕事もしていました。これらの経験が、後に『本草綱目』の編集に役立つことになります。

　太医院の仕事を辞めた後、湖北・江蘇・安徽・河南・河北など、各地を回って薬物の実地調査を行いました。その調査は民間の医業・薬業の人々のほか、農民・漁師・猟師などの協力も得て行われました。

　李時珍は薬物以外の造詣も深く、『瀕湖脈学』という脈学の書物も著しています。

『万病回春』
_{まんびょうかいしゅん}

明 1587年：龔廷賢
_{きょうていけん}

龔廷賢（1539年頃-1632年頃）が著した全8巻からなる医学書です。出版直後から人気があり、龔廷賢の存命中に既に中国でも日本でも重版されていました。その後も版を重ね、中国では20数回、日本ではなんと30回近く重版されているようです。現在日本で製造販売されている医療用漢方エキス製剤を原典（その処方がどの書物を元にしているか）別に整理すると、この『万病回春』を原典とする処方は『傷寒論』『金匱要略』に次いで多くなっており、現在に至るまで日本の漢方に大きな影響を与えています。

各科の病症と治療法が整理して書かれています。文章は比較的シンプルで臨床に密着しており、マニュアル的に使いやすい内容となっています。このあたりが日本で人気があった理由かもしれません。

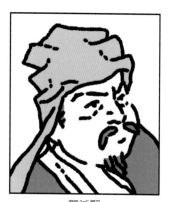

龔廷賢

書名にある「回春」とは、病気が治ることを指します。（今の日本では「回春」という言葉を性的な意味合いで使うことが多いですが、そういう意味ではありません。）病気を治すと、まるで草木に春がやってきたように元気になるというのがこの言葉の由来のようです。つまり『万病回春』は「あらゆる病気（万病）を治す（回春）ための書物」という意味なのです。

疎経活血湯・滋陰降火湯・滋陰至宝湯・芎帰調血飲・温清飲・清上防風湯・清肺湯・通導散・滋腎通耳湯・滋腎明目湯など、多くの処方の原典として知られています。

龔廷賢（きょうていけん）（1539 年頃 –1632 年頃）

…日本でもベストセラーとなった『万病回春』の著者

　父は龔信（きょうしん）という医師で、名医で有名でした。龔廷賢は幼少の頃から儒学を学んで科挙を受けましたが、及第せず、父の医業を継ぎました。各地に留学した後、都で名をはせ、ついには太医院の医官になりました。

　『古今医鑑（ここんいかん）』（父の龔信と共著）を皮切りに、『種杏仙方（しゅきょうせんぽう）』『万病回春』『雲林神彀（うんりんしんこう）』『魯府禁方（ろふきんぽう）』『寿世保元（じゅせいほげん）』『済世全書（さいせいぜんしょ）』などを著しました。また『小児推拿秘旨（しょうにすいなひし）』という推拿（按摩のような、手技による治療法）の専門書も書いています。（「推拿」という言葉を用いたのはこれが初めてといわれています。）

　生没年は正確にはわからないものの、龔廷賢の弟子である戴曼公（たいまんこう）の伝記によれば「年八十余、尚お強健にして医をなす」とあり、80 歳を超えても壮健で医療に従事していたことを伝えています。

｜コラム｜　四物湯を補腎のベース処方として活用した龔廷賢

　龔廷賢が創った処方に、滋腎明目湯（じじんめいもくとう）や滋腎通耳湯（じじんつうじとう）という処方があります。処方名から分かるように、腎虚（腎の機能低下）からくる目の症状や耳の症状を治療するための処方です。腎虚に対する処方なので、六味丸（一般に腎虚の基本処方とされています）をベースに作られているかと思いきや、そうではなく、どちらの処方も四物湯がベースとなっています。

　四物湯は血虚（血の不足）の処方として知られていますが、龔廷賢は腎虚を治す補腎のベース処方としても活用していたようです。

その他の古典・人物

――――（ 清時代の『傷寒論』ブームのきっかけ ）――――

趙開美
ちょうかいび

　1599 年に『仲景全書』を出版しました。これは『註解傷寒論』（成無己）、
『金匱要略方論』（張仲景）、『傷寒論』（張仲景）、『傷寒類証』（宋雲公）を合わせ
て刊行したものです。これにより『傷寒論』『金匱要略』をさらに世に広めるこ
とになり、次の清時代に『傷寒論』研究を進めるきっかけにもなりました。

　なお、『傷寒論』には様々な版や異本が存在
しますが、書誌学の観点から最善本（最もオリ
ジナルの『傷寒論』に近いもの）とされるのは、
この『仲景全書』の中の『傷寒論』（「趙開美本」
と呼ばれます）です。

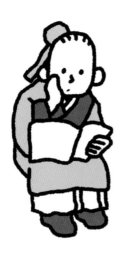

世界文化遺産にもなった韓医学の最重要古典

『東医宝鑑』
とういほうかん

朝鮮・李朝　1610年：許浚
りちょう　　　　　　　ほじゅん

中国の書籍ではありませんが、有名な医書なのでここで紹介しておきます。

　朝鮮の李朝（李氏朝鮮）時代の許浚（1539年-1615年）が中心となって編纂した総合医書。朝鮮の民族医学を確立するために、許浚ら宮廷医官が1596年に王命を受けて86種にわたる中国や朝鮮の医書（中国書籍83書、朝鮮書籍3書）を集大成して作られました。1597年、豊臣秀吉の朝鮮出兵（韓国では「丁酉再乱」ていゆうと呼んでいます）により一時作業が中断しましたが、その後、許浚が単独で編集作業を続け、1610年に完成。1613年に刊行されました。

　韓国の伝統医学である韓医学において、最も重要な古典とされ、現在でも韓医学の専門教育において必須科目となっています。

　2009年7月には、ユネスコの世界文化遺産にも登録されました。なお、許浚については、韓国でその生涯がドラマ化され、日本でも放映されました。

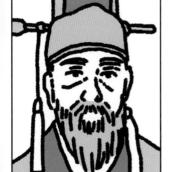

許浚

第 **8** 章

室町～安土桃山時代の日本

- 明から当時最新の医学（主に金元医学）が伝わり、
  田代三喜らがそれを学び、伝えた
- 田代三喜の弟子の曲直瀬道三が独自の医学体系を作り、教育
  にも注力
- 曲直瀬道三の流派（後世派）が日本中に広まる

1

室町〜安土桃山時代の時代背景

　鎌倉幕府が倒れた後、後醍醐天皇を中心とする建武の新政（1333年）が行われますが、武士層の不満を招いた結果、足利尊氏の離反により、この体制が崩壊します。尊氏は1336年に室町幕府を立て、武家政権を作ります。一方、建武の新政の主導者だった後醍醐天皇は吉野に逃れ、この後、56年にわたり南朝（吉野）と北朝（京）という2つの朝廷が並立する南北朝時代が続きます。

　南北朝時代は1392年に、南朝側が北朝側に譲位するという形で終焉を迎えます。この時の将軍は足利義満でした。義満は1378年に京都の室町に「花の御所」と呼ばれる邸宅を建て、そこで政務を行いました。（「室町時代」「室町幕府」という呼称は、この「花の御所」の場所に由来します。）義満は鹿苑寺（金閣寺）を建てるなどして北山文化を開花させ、一方で有力な守護大名を抑えて将軍の権力強化を実現しました。また、中国の明との貿易（勘合貿易）によって利益を上げ、経済的基盤も強化しました。将軍でありながら太政大臣（朝廷の最高職）も兼ねました。これは歴代の武家の中でも、義満だけです。

　義満の時代に最盛期を迎えた室町幕府ですが、第6代将軍の義教が赤松満祐に暗殺されると、将軍の権威に翳りが見えていきます。そして1467年には第8代将軍・義政の後継者争いが発端となって応仁の乱が起こります。将軍の権威は失墜し、京の都は荒廃し、全国に戦乱が広が

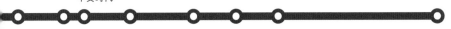

りました。これをきっかけに戦国時代が始まります。

　戦国時代には全国に様々な大名が群雄割拠しましたが、1560年の桶狭間の戦いで今川義元を破った織田信長が急速に勢力を拡大させていきます。信長は天下を手中にする目前で、部下の明智光秀によって殺されますが（本能寺の変）、信長の勢力を引き継いだ豊臣秀吉によって1590年に天下統一が実現し、戦国時代は終わりを告げます。なお、信長と秀吉の時代をその居城の地名にちなんで安土桃山時代と呼んでいます。

　秀吉は国内的には京・大坂・堺などの重要都市を直轄地として財政基盤を整え、検地によって全国の土地管理を進めました。また、刀狩や身分統制令によって身分の固定を進めました。一方、国外的には明（中国）の制服を企てて、2度の朝鮮出兵を行いましたが失敗。豊臣政権崩壊の原因の一つとなりました。

　戦国時代から安土桃山時代は、南蛮と呼ばれたポルトガルやスペインとの交易があった点も特徴的です。1543年に中国船（後期倭寇の船）に乗ったポルトガル人が種子島に到着し、鉄砲を伝えました。その後、九州各地から交易が始まります。交易の範囲はさらに拡大し、特に大阪の堺は南蛮貿易の主要拠点として大いに栄えました。交易が行われるとともにキリスト教も広まり、中には洗礼を受ける大名や有力者もいました。南蛮の文化ももたらされ、南蛮風の衣装を身につけたり南蛮菓子を食べたりする人も現れました。タバコがもたらされたのもこの時代です。

　また、安土桃山時代は新興大名や豪商などが力を持ったことも特徴です。そのため新しい文化が栄え、狩野派に代表されるような豪奢な絵画、千利休に代表される茶道、その他、能や狂言なども盛んになりました。

第8章

室町〜安土桃山時代の医学の特徴

第8章

　明との貿易が盛んだったこともあり、医学においても明から入ってくる情報は多かったようです。また日本から明に渡って医学を学ぶ人も現れました。竹田昌慶（たけだしょうけい）、半井明親（なからいあきちか）、吉田宗桂（よしだそうけい）などがその代表です。当時の明の医学の主体は金元医学で、宋代の医学（『和剤局方』など）とは異なる医学体系でした。そのようにして明から入ってきた明の医学を日本で普及・発展させた代表的な人物が田代三喜（たしろさんき）や曲直瀬道三（まなせどうさん）です。特に曲直瀬道三は稀代の名医で大名などの有力者とのつながりも深く、当時の日本の医学に大きな変革をもたらし、また多くの弟子を育てたこともあって、その流派は当時の日本の医学界を席巻しました。「後世派」といわれたその流派は、江戸中期頃まで日本の主流派となります。

　医学書の出版についても大きな変化がありました。1528年に日本で初めて医学書（明の熊宗立（ゆうそうりつ）が編集した『医学大全』を復刻したもの）が印刷出版されます。さらに豊臣秀吉の時代には、朝鮮出兵によって朝鮮半島から活版印刷の技術が日本に伝えられたことで、多くの医学書が日本で出版され、普及するようになりました。

　なお、戦国時代以降の南蛮との交易の中で、南蛮医学も日本に入って来たようです。有名なのはポルトガル人のアルメイダで、1557年に豊後（ぶんご）（現在の大分県）の府内（ふない）で、日本で初めての西洋式病院を開設し、西洋式の医療を実践し、それを教授しました。しかし、その後の豊臣秀吉によるバテレン追放令や江戸幕府の鎖国政策により、日本における南蛮医学は大きな影響を残さないまま衰退していきました。

この時代の重要な古典や人物

――――――(金元医学を日本に本格的に導入)――――――

田代三喜 1465-1544
（たしろさんき）

　導道（明に留学して、金元医学を学んだ人物）から当時の最新医学を学びました。（通説では田代三喜は明に留学して医学を学んだとされることが多いですが、実際には自身が留学していたわけではないようです。）そして導道とともに弟子の曲直瀬道三にそれを伝えました。

　田代三喜は、金元医学を重視しつつも、それをある程度簡易化して実践していたようです。すなわち、既存処方（『和剤局方』の処方など）や自身が考案した基本処方をベースにして、患者に合わせて加減するということだったようです。

　一方、弟子の曲直瀬道三の「察証弁治」は患者に合わせて処方を一から作るといった「完全オーダーメイド」の側面が強く、両者には少し違いがみられます。

　田代三喜の著作はあまり知られていませんが、『本方加減秘集』『和極集』などがあります。

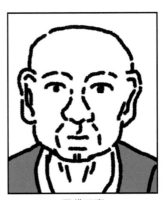

田代三喜

曲直瀬道三 1507-1594

　田代三喜や導道に学んだ金元医学をベースに、独自の医学体系を創り上げました。その医学・医術は極めて優れており、織田信長・豊臣秀吉・毛利元就などの戦国大名、天皇や上皇など、当時の多くの有力者の治療も行い、彼らの信頼を得ていました。

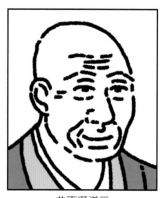

曲直瀬道三

　また自身の医学を多くの弟子たち（ルイス・フロイスの『耶蘇會の日本年報』によれば800名）に伝え、江戸時代中期ごろまでの日本の医学の主流を構築しました。そうした道三の流派を後に「後世派」と呼ぶことになります。

　彼の医学および業績の主な特徴は下記のようなものです。

① 察証弁治

　　それぞれの患者の病証を元に、<u>当時の医学理論を用いて病因・病機（病気が起こるしくみ）を明らかにし、これを元に治療方針を立てて処方を一から組み立てていく</u>という方法で、現在の中医学の「弁証論治」とほぼ同じ方法です。
　　完全なオーダーメイド治療ができるため効果が高い反面、高度な知識や技量が必要であり、実践できる人が限られてしまうという欠点もあります。

第8章

② 啓迪院

　　曲直瀬道三が創設した漢方医学の学校です。道三はここで多くの弟子を育
　成し、数多の名医を世に送り出しました。
　　なお、「啓迪」という名前は『書経』の中の「旁く俊彦を求め、後人を啓迪
　す」という言葉からとったといわれています。

③ 『啓迪集』（1574年）…道三の医学が詰まった、チャート式医学書

　　曲直瀬道三の代表的著作です。道三の医学の要点をまとめたもので、啓迪
　院における医学教育のテキストとしても用いられました。序文によれば「日
　本にはいまだ察証弁治の書がなかったので、新たにこれを作る」というこ
　とを目的に編纂されたようです。
　　64種におよぶ多くの医書が引用されており、幅広い考え方が取り入れられ
　ています。一種の「チャート式」のように病態や処方鑑別が整理されており、
　実践にも生かしやすい記載となっています。
　　この『啓迪集』は次項の『衆方規矩』とは異なり、限られた門人のみ筆写
　が許され、一般に公開されることはありませんでした。

④ 『衆方規矩』（1626年刊）…重要処方の簡潔な解説書

　　『医療衆方規矩』ともいいます。曲直瀬道三の著書とも言われますが、実質
　的には嗣子の曲直瀬玄朔らが著したと考えられます。これは疾患別に、そ
　の疾患で用いられる重要処方のポイントを簡潔に解説した書でした。なお、
　「衆方」は「たくさんの処方」という意味で、「規矩」とは「これくらいは知っ
　ておかなくてはいけない重要なポイント」というような意味です。
　　記載がわかりやすいため、医師はもちろんのこと、一般の人も含めた幅広
　い層に読まれました。
　　なお、曲直瀬道三の著作には他に『出証配剤』（1577年）、『雲陣夜話』（1566
　年）などもあります。

｜コラム｜　『啓迪集』に見られるチャート式記載

これは今でいう風邪の初期のようなケースについて記載している部分です。

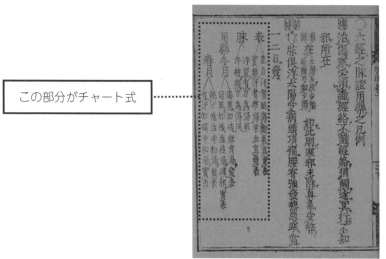

この部分がチャート式

『啓迪集』（京都大学附属図書館所蔵）より抜粋

チャート式部分を意訳すると

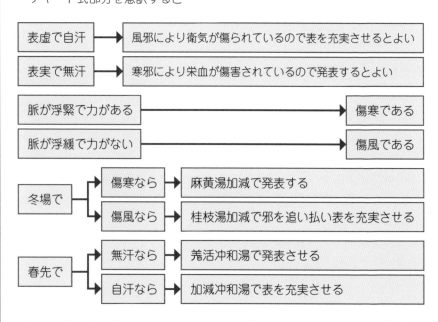

表虚で自汗 →	風邪により衛気が傷られているので表を充実させるとよい
表実で無汗 →	寒邪により栄血が傷害されているので発表するとよい

脈が浮緊で力がある ────→	傷寒である
脈が浮緩で力がない ────→	傷風である

冬場で	傷寒なら →	麻黄湯加減で発表する
	傷風なら →	桂枝湯加減で邪を追い払い表を充実させる
春先で	無汗なら →	羌活冲和湯で発表させる
	自汗なら →	加減冲和湯で表を充実させる

｜コラム｜　実はキリシタンだった曲直瀬道三

　曲直瀬道三は実は 1584 年に洗礼を受けてキリシタンになっています。ル
イス・フロイスは 1585 年の『耶蘇會の日本年報』においてイエズス会にそ
れを報告しています。

　この中でルイス・フロイスは「曲直瀬道三がキリシタンになったことは、
一万人の信者を得たよりも価値がある」「豊臣秀吉がキリシタンになったよ
り価値がある。なぜなら秀吉が帰依しても日本の僧侶などは『秀吉は愚かだ
からキリシタンになった』と言うだろうが、道三は優れた人物だから、『何
らかの道理があってキリシタンになった』と言わざるを得ないからだ。」と
記述しています。

　当時の日本において、道三がいかに高い評価と信頼を得ていたかの証左と
もいえるでしょう。

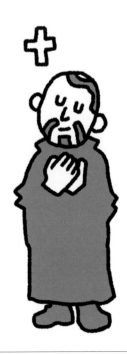

第 9 章

江戸時代の日本

● 江戸時代初期〜前期は後世派が主流

● 中期に、古方派が台頭

● 後期には考証学派や折衷派も現れ、多くの流派・人物が並立

1

江戸時代の時代背景

　豊臣秀吉の死後、政治の実権は徳川家康に移っていきます。家康は1600年の関ヶ原の戦いに勝利して対抗勢力を除き、国内統治の政策を進めていきます。1603年には征夷大将軍に任ぜられて江戸幕府を開き、以後260年あまりにわたって徳川氏が支配する時代が続きます。(江戸時代)

　江戸時代は徳川氏を中心とする武家による統治の時代でした。士農工商といわれる身分制度により、武士は身分上の最上位に置かれました。しかし、17世紀末から18世紀初め頃(元禄時代)になると、町人が台頭し、町人を中心に独特の文化が花開いていきます。文芸では松尾芭蕉・井原西鶴・近松門左衛門、美術では本阿弥光悦・俵屋宗達・尾形光琳・尾形乾山らが活躍しました。

　学問においては、儒学が中心となります。中でも朱子学は君臣・父子の別をわきまえ、上下の秩序を重んじ、大義名分を明らかにすることを重視したため、幕府や諸藩から推奨されました。

　その一方で、儒学の中からは、朱子学や陽明学に見られるような後世の解釈を排し、孔子や孟子のオリジナルの教えに戻るべきという古学派（一種のルネッサンス運動です）も現れました。山鹿素行・伊藤仁斎・荻生徂徠らがその代表人物です。

　対外的にはキリスト教を禁止し、鎖国体制を敷いていきます。結果的に朝鮮・琉球以外で日本に来る外国船は、オランダ船と中国船のみになり、その来航地も長崎のみとなりました。鎖国政策は 200 年以上にわたって続けられ、この間、海外からの影響は大きく制限されることとなります。

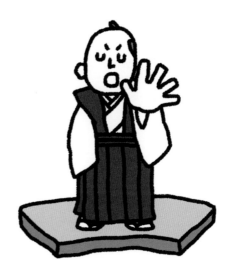

第 9 章

江戸時代の医学の特徴

　江戸時代は日本の医学において最も変化とバラエティに富んだ時代と言えます。鎖国体制のため、当時の中国（清）から入ってくる医学的情報はどうしても限られたものになります。その結果、日本の漢方医学は中国とは異なる独特の発展を遂げ、その中で様々な学説・人物が現れました。このことがその後の日本と中国の漢方医学において大きな違いを生む主要因となっていきます。

　また、江戸時代後期には『解体新書』発刊などが契機となってオランダ医学（西洋医学）も盛んに導入されるようになり、漢方医学もその影響を大きく受けました。

　この時代の医学（漢方医学）の流れを大まかに分けると、
（1）後世派が活躍した初期・前期
（2）古方派が台頭した中期
（3）様々な流派が並立した後期
となります。

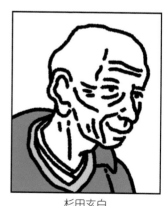

杉田玄白

第9章

江戸時代初期・前期

まなせげんさく 曲直瀬玄朔（まなせどうさん曲直瀬道三の養子）をはじめとするごせいは後世派が主流となって活躍しました。元々、曲直瀬道三の医学は陰陽五行論などの医学理論を駆使して病因（病気の原因）・病機（発症機序）を明らかにしてそれに対して治療方針を立てるという非常に高度なものでした。

しかし、江戸時代に入ると後世派の医学は徐々にマニュアル化・簡便化が進み、レベルが低下していきます。つまり、病因・病機（発症機序）などを理解せずに、特徴的な症状・症候のポイント（こういうものを「口訣くけつ」と呼びます）だけで処方を選んで治療するというやり方になっていきました。

また、後世派の治療対象は主に上流階級だったため、慢性疾患などに対するマイルドな治療が主体となっていました。

江戸時代中期

　江戸時代中期に入ると日本の医学界に大きな変化が起こります。<ruby>古方派<rt>こほうは</rt></ruby>の台頭です。古方派は簡単に言うと、<u>後世派が重視するような医学理論を排除し『傷寒論』『金匱要略』に書かれた治療法則を重視する</u>という一派です。それを最も急進的に進めたのが<ruby>吉益東洞<rt>よしますとうどう</rt></ruby>で、東洞の医学は当時の日本を席巻しました。古方派が台頭した背景には、下記のようなものが考えられます。

① 町人が力を持ったため、
　医療の対象が特権階級から庶民に拡大した。
　そのため対象疾患が急性感染症や外傷が中心となり、
　マニュアル化した、しかもマイルドな
　後世派の治療では通用しなかった。
　そのため、後世派とは異なる医学が求められた。

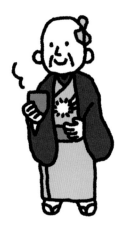

② 伊藤仁斎や荻生徂徠らによる
　儒学の復古運動（古学派）の影響を受けた。
　（儒学の古学派における「後世の解釈に基づく朱子学
　や陽明学ではなく、オリジナルの孔子・孟子に戻ろう」
　という考え方と同様に、医学においても「後世にで
　きた金元医学などではなく、オリジナルの『傷寒論』
　『金匱要略』に戻ろう」という考え方が生まれた。
　当時の医師は儒学も学んでいる人が多く、儒学の影
　響を受けやすかった。）

③ 当時の中国で、『傷寒論』研究ブームが起こっており、その影響を受けた。

　こうした古方派の台頭は、現在の日本の漢方医学にも大きな影響を与えています。

江戸時代後期

　吉益東洞以降、その考え方の影響を受けて、様々な流派が生まれます。またオランダ医学が導入されたことも大きな影響を与えました。大きくは下記のような流派があります。

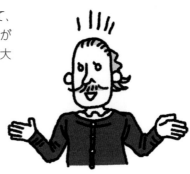

① 古方派

　　吉益東洞をはじめとする古方派の医学を継承するもの。ただし、東洞は少し「極端」だったため、多くの場合はマイナーチェンジを行って実践されました。

② 考証学派
<small>こうしょうがくは</small>

　　古方派と別の方向性に進んだ一派の代表。<u>宋時代以前の医学書を考証することでオリジナルの姿を復活させ、「本来はどのようなことが書かれていたのか」を解釈し直す</u>ということを行いました。それによって医学の根本理論の検証・復活を試みました。

③ 折衷派
<small>せっちゅうは</small>

　　<u>古方派や後世派、さらにはオランダ医学などの様々な流派・医学をいろいろなやり方で折衷する</u>人々。（ただし「折衷派」と名乗る流派があったわけではなく、便宜的に「折衷派」と呼んでいるだけです。）

　このように江戸時代を通じて様々な流派や考え方が生まれました。なお、どの流派に属するかを明確にできない人物も多いので、その「所属」についてはある程度柔軟にとらえるようにした方が良いと思います。

後世派

　後世派は江戸時代初期〜前期を中心に活躍しました。その一方で、古方派が台頭してきた江戸時代中期に活躍した香月牛山（かづきぎゅうざん）などもいます。

　後世派には下記に紹介した人物の他、饗庭東庵（あえばとうあん）・長沢道寿（ながさわどうじゅ）・岡本一抱（おかもといっぽう）らも挙げられます。

〈 天才・曲直瀬道三の後継者 〉

曲直瀬玄朔（まなせげんさく） 1549-1631

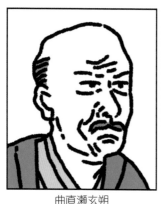

曲直瀬玄朔

　曲直瀬道三の甥で、後に養子となり、二代目曲直瀬道三を名乗りました。養父に劣らぬ名医だったと伝えられています。

　初代道三の医学を継承しつつ、『万病回春（まんびょうかいしゅん）』『本草綱目（ほんぞうこうもく）』などの新しい文献の知識を加えて、後世派の医学をさらに発展させました。

　正親町天皇（おおぎまち）・後陽成天皇（ごようぜい）・毛利輝元・徳川秀忠などの治療に当たったことが記録に残っています。

後世派に『万病回春』の医学を導入

岡本玄冶 1587-1645
（おかもとげんや）

　曲直瀬玄朔の高弟であり娘婿。やはり名医として知られ、徳川家光の侍医も務めました。また、後世派の学校である啓迪院において弟子の育成にも注力しました。

　後世派の医学を継承しつつ、『万病回春』の処方を積極的に取り入れました。

大阪・道修町の繁栄を築いた名医

北山友松子 ?-1701
（きたやまゆうしょうし）

　中国で明が滅んだ際に日本に亡命してきた中国人と長崎の遊女の間に生まれました。龔廷賢（『万病回春』の著者）の弟子の戴曼公（後に日本に帰化した）から医学を学びました。また小倉の医師、原長庵にも師事しました。つまり、当時の中国の医学と日本の医学の両方を学んだわけです。

　当時、群を抜いた名医として知られ、多くの患者が集まりました。貧しい人からは治療費を受け取らず、薬ばかりか米や金銭まで与えたそうです。
友松子が暮らした大阪の道修谷には多くの薬種商が集まり、現在も製薬企業が集まる道修町の繁栄の起源となりました。

　晩年、自分に似せた不動明王像を作らせ、それを墓標として生きながらにしてその石室に入り、読経をしながら即身成仏したと伝えられています。この不動明王は「北山不動」として知られ、今も病気平癒を願う人々が参拝しています。

香月牛山 1656-1740
かつきぎゅうざん

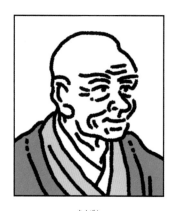

　江戸時代中期の後世派の第一人者。筑前（現在の福岡県）の出身で、若い頃に貝原益軒（1630-1714）に儒学を学び、豊前（現在の福岡県東部〜大分県北部）の藩医・鶴原玄益に医学を学びました。

　医学においては金元医学、特に李杲（李東垣）の学説を重視しました。その一方で、古典にも誤りや時代に合わない部分があることを認識しており、特定の医説に偏ることなく、自身の実践経験に基づいた医療を行いました。

　著書に『牛山方考』（処方解説）、『牛山活套』（症候別に治療法を解説）、『婦人寿草』（産科書）、『薬籠本草』（金元医学に立脚した本草書）などがあります。著書のほとんどは仮名交じり文で、大衆への啓蒙に努めたことが推察されます。

古方派

　前述したとおり、江戸時代中期以降に台頭し、現在に至るまで、日本の漢方医学に大きな影響を与えています。最も有名な古方派の人物は吉益東洞で、医学理論を徹底して排除し、『傷寒論』『金匱要略』を極めて重視するという典型的な古方派のスタンスでした。

　しかし、古方派の中でも人によってそのスタンスは異なっており、必ずしも『傷寒論』『金匱要略』のみを重視する人々だけではありませんでした。

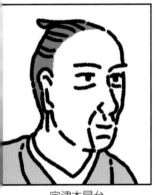

宇津木昆台

　古方派には以下に紹介した人物の他、有馬涼及・並河天民・松原一閑齋・中西深斎・村井琴山・稲葉文礼・和久田叔虎・宇津木昆台などが挙げられます。

名古屋玄医 1628-1696

　古方派の先駆けと言われますが、『傷寒論』『金匱要略』のみを重視したというわけではなく、『黄帝内経』『難経』なども重視しました。「古典の重要性を説いた」という点から「古方派」の一人に挙げられます。

　「扶陽抑陰説」を唱えたことで知られます。「百病はすべて風寒湿より生ずるが、これを総括すれば寒気の一に帰する」と述べ、陽を補って温めることを重視し、桂枝や附子で温めることを治療の大原則としました。この考え方は同時代の儒学者である伊藤仁斎の「理気二元論批判」「気の重視」という考え方に影響を受けたものです。名古屋玄医は気を陽、理を陰に置き換えて、陽が陰に対して優位である状態（伊藤仁斎が気を理より重視したのと同様の構図）が健康な状態だと解釈しました。

　著書に『医方問余』『金匱要略注解』『医経溯洄集抄』『纂言方考』『丹水子』『閲甫食物本草』などがあります。

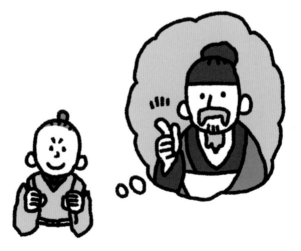

後藤艮山 1659-1733
（ごとうごんざん）

　後藤艮山も古方派の先駆者とされますが、『傷寒論』『金匱要略』のみを重視したわけではありません。伝統的な医学理論（特に金元医学理論）にとらわれなかった点が、古方派の一人に挙げられる理由です。<u>「一気が留滞する（気の流れが滞る）ことによって病が生じる」</u>という「一気留滞説」を主張し、<u>治療においては気の巡りを改善することを重視</u>しました。

　有用なものは民間療法も含めて広く取り入れ、特に温泉・熊胆（ゆうたん）・お灸をよく用いたことから、「湯熊灸庵」（ゆのくまきゅうあん）という別名があります。「湯」は温泉、「熊」は熊胆を指し、これらとお灸を多用しました。このほか番椒（ばんしょう）（とうがらし）などの民間薬もよく用いました。

　また食べ物を中心とする養生を重視した点も特徴的です。特に<u>体を補うのに肉食を推奨</u>したことが有名です。

　一方、頑固な性格でもあったようです。「天皇の診察を命ぜられた際、僧形でなければ昇殿できないため、剃髪することを要求されたが、それを固辞した。そのため、薬匙を取り上げられてしまい、柄杓で薬を盛る羽目になった。その措置は門下の者にまで至った。」と、『偉人豪傑言行録』に記録が残っています。この僧形にせず、髪を束ねて平服を着用するスタイルは「後藤流」と呼ばれて、多くの医師が真似をしたそうです。

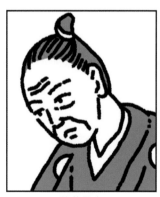

後藤艮山

　200人を超える弟子がいたとされ、その高弟には香川修庵や山脇東洋がいます。

香川修庵 1683-1755

かがわしゅうあん

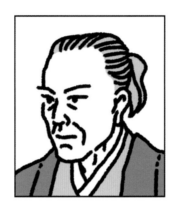

　儒学を伊藤仁斎に、医学を後藤艮山に学びました。そして、<u>医学と儒学は一つであって矛盾するものではない</u>との考えに至り、その堂を「一本堂」と名付けました。著書である『一本堂薬選』『一本堂行余医言』の書名にある「一本堂」もこれに由来します。

　<u>自らの経験から、実際に使用して効果があった薬物のみを評価</u>しました。（そのような薬物をまとめたものが『一本堂薬選』です。）一方、『黄帝内経』から近世の学説に至るまで、そこに見られる<u>医学理論は空論であるとして否定</u>しました。その批判の目は『傷寒論』にも向けられ、その結果、「<u>我を以て古となす（過去の誰の模倣でもないという意味）</u>」と述べるに至りました。まさに「親試実験」（自分で実際に試してみること）そのものの立場で、同門の山脇東洋の解剖に対する考え方と通ずる所がある他、後の吉益東洞にも大きな影響を与えました。

　打撲に用いられる<u>治打撲一方を創方</u>（ただし処方名は後につけられました）したことでも知られています。

第９章

やまわきとうよう
山脇東洋 1705-1762

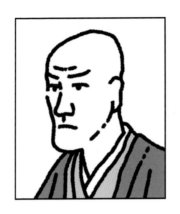

後藤艮山に師事し、古方の医学を学びました。

1754年2月、50歳の時に、刑死体を用いて医学解剖を行い、日本初の解剖図誌とされる『蔵志』をまとめ、刊行しました。この業績が杉田玄白らにも影響を与え、後の『解体新書』刊行につながっていきます。

また、『外台祕要方』40巻の翻刻を行ったことでも有名です。当時の日本では『外台祕要方』の印刷本はほとんど流通していませんでした。稀に写本も存在しましたが、写し間違いが多く、あまりあてになるものがありませんでした。東洋は明時代に出版された『外台祕要方』を元に翻刻し、さらに宋時代の版本を元に校訂も行いました。

また、困窮していた吉益東洞の才能を見抜き、援助したことでも知られています。東洞とは終生勉学を共にしたと伝わっています。

吉益東洞 1702-1773
よしますとうどう

　古方派を代表する人物として有名です。困窮時代は人形作りなどをして糊口をしのいでいましたが、山脇東洋の推挙を得て世に出て、京で活躍しました。東洞の医学の師についてははっきり分からない部分もありますが、松原一閑齋（京で活躍した古方派の名医）だと考えられています。

　『傷寒論』『金匱要略』を重視し、「万病一毒説」や「天命論」を唱え、陰陽五行説などの医学理論を排除して「方証相対」という方法で治療を行いました。最も急進的かつ典型的な古方派医療を実践したといえるでしょう。また診療において腹診を重視したことでも知られています。このような東洞の医学は、現在に至るまで日本の漢方医学に大きな影響を与えています。
　著書に『薬徴』『類聚方』『方極』『建珠録』『医事或問』などがあります。

｜コラム｜　吉益東洞の医学の特徴

古方派の代表的人物である吉益東洞。その医学には下記のような特徴があるといわれます。

1．万病一毒説と腹診の重視
万病一毒説とは、全ての疾患は、現れ方は違っても、ただ一種類の「毒」という発病因子によって引き起こされるという考え方。病因には様々なものがあると考える後世派や金元医学などとは大きく異なる考え方でした。
一方で、「毒」は一種類だが、それが存在する「場所」によって治療法は異なると考えました。その場所を突き止める方法として、腹診を重視しました。この腹診重視のスタイルは、現在においても日本の漢方医学（古方系）の大きな特徴となっています。

2．瞑眩の重視
瞑眩とは、服薬によって病気から回復する際に現れる予期しない反応と言

第9章

われており、一見副作用に見えることもあります。東洞は上記の「毒」を駆逐するためには作用の強い薬が必要で、瞑眩が現れないような生ぬるい治療では効果がない（「若し薬、瞑眩せずんば厥の病癒えず」）と考えました。

3．天命論

上記のように攻撃的な治療をした結果、患者が亡くなるケースもあります。しかし東洞は、医師は病を治すために最善と思われる治療をすればよく、その結果患者が治らずに死亡したとしてもそれは「天命」であり、医師のあずかり知るところではないという「天命論」を唱えました。一見無責任に見える考え方ですが、当時は「治すのが難しい重症患者は診療すらしない」という医師も多く、そうした患者に対してもとにかく全力を尽くすという東洞のスタイルは、むしろ評価されるべきでしょう。

4．方証相対（理論の否定）

方証相対は、症状と症候の組み合わせから処方が選択でき、そこに理論は必要ないという考え方。これは後世派が五行説などの理論によって分析された病因を治療対象として重視していたのと対照的です。東洞はそのような病因や病態の分析・追及は人間の憶測が入り込むため、一切議論しないという立場を取りました。

5．『薬徴』における生薬の薬効の帰納的な解釈

東洞は、諸家の本草の薬能説は誤りが多いので、張仲景の処方を参考にして薬物の効能を考えるべきとし、『傷寒論』『金匱要略』から帰納的に生薬の薬効を考えました。例えば人参であれば、
(1) 人参が配合された処方（小柴胡湯・人参湯・半夏瀉心湯など）の記述を『傷寒論』『金匱要略』から集める
(2) そこに共通している症候を調べる
(3) 人参の薬効を「心下痞堅痞鞭支結（みぞおちがつかえたり固く張ったりした症状）を主治する」と定義する
といったやり方です。人参の薬効を「五臓を補う」など「補う」働きとして記載することが多い他の本草書とは大きく異なっています。

第9章

よしますなんがい
吉益南涯 1750-1813

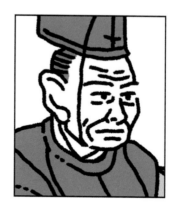

　吉益東洞の息子。「毒は一つであるが（万病一毒説は否定しない）、気・血・水のどれかに乗じて病を発症する」「気血水は循環すれば体を養い、停滞するときは病気を引き起こす」という「気血水説」を打ち出しました。これは東洞の医学を継承しつつも補強するためのものでした。当時はオランダ医学が盛んに入ってきたり、他流派との論争が激しくなったりしていた時期で、それに対抗する理論が必要だったため、このような学説を打ち立てたのだと考えられています。

　父の門人からは「万病一毒説に背く」と、また他の流派からは「金元医学の亜流だ」と非難されたようですが、臨床における処方運用には有用であったため、最終的には多くの支持を得ることになりました。

　なお、現在の漢方医学にも気血水の考え方がありますが、南涯の気血水説は、これとはかなり異なるものです。

尾台榕堂 1799-1870
（おだいようどう）

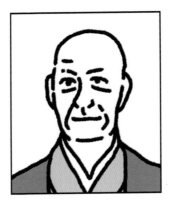

吉益東洞の高弟であった峯少翁の孫弟子にあたり、<u>吉益東洞の手法を比較的忠実に継承した</u>人物として知られています。臨床家として非常に優れており、後世の古方派の医師たちの手本とされました。

各藩からの招聘も受けたものの、固辞して受けず、幕府からの招聘に対しては
①頭髪を剃らないこと
②常勤ではないこと
③町医としての診療を廃業しないこと
を条件に受諾し、市井での医療を大事にしました。

また、『類聚方』（吉益東洞の著書）に頭注をつけた『<u>類聚方広義</u>』を著し、『傷寒論』の処方の重要なポイントを示しました。

他に『方伎雑誌』『重校薬徴』などの著書があります。

第９章

5 　この時代の重要な古典や人物

考証学派

　江戸医学館（幕府の医師養成機関）の医師たちが中心となった一派で、古方派とは一線を画した医学の研究・実践を行いました。特に考証学的研究の分野で、<u>重要古典の復刻や古典の注解、書誌学的研究</u>などで<u>大きな成果</u>を上げています。これらの業績は現在に至るまで世界最高とも言われています。

　下に紹介した多紀元簡・元堅親子や森立之の他、目黒道琢も考証学派の重要人物です。

第9章

━━━━━━(考証学派の基盤を確立)━━━━━━

多紀元簡 1755-1810

　父の多紀元徳に医学を、井上金峨に儒学を学びました。江戸医学館において多くの医師を育てる一方、金峨の研究方法を医学に導入して、多くの考証学的研究を行い、考証学派の基盤を確立しました。

　著書に『傷寒論輯義』『金匱要略輯義』『観聚方要補』などがあります。

　定悸飲を創方したことでも知られます。

　なお、多紀家は平安時代に『医心方』を編纂した丹波康頼の子孫です。

多紀元堅 1795-1857
たきもとかた

多紀元簡の息子。父の考証学研究を引き継ぎ、『傷寒論述義』『金匱要略述義』『薬治通義』『時環読我書』など、多数の著書を世に送り出しました。

「医は仁術」を実践したことでも知られ、どんなに貧しい家から治療を請われても喜んでそれに応じ、貧困の者には金銭まで恵んだと伝えられています。

森立之 1807-1885
もりたつゆき

しばしば「もりりっし」と呼ばれます。江戸時代末期から明治時代にかけて活躍しました。考証学派の中で、最後にして最大の功績を残した人物といわれています。

著書に『本草経攷注』『素問攷注』『傷寒論攷注』などがあります。

最も有名な業績の一つが『神農本草経』の復元刊行です。この復元された『神農本草経』は「森立之本」とも呼ばれ、『神農本草経』の様々な版本の中でも最も信頼性の高いものとして評価されています。

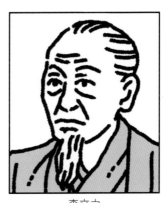

森立之

6 この時代の重要な古典や人物

折衷派

　様々な流派・手法をいろいろな組み合わせで折衷し、実践した人々を折衷派と呼んでいます。漢方の流派を組み合わせたり、漢方と西洋医学(オランダ医学)を組み合わせたり、様々な人物が現れました。

　下記に紹介した人物の他、永富独嘯庵・山脇東門・中神琴渓・片倉鶴陵・本間棗軒らも折衷派の人物に挙げられます。

──(補中益気湯の口訣などが有名)──

津田玄仙 1737-1809

　上総(現在の千葉県)で活躍した医師。後世派の医学をベースに、古方も含めた幅広い医学知識を身につけていました。『療治茶談』『療治経験筆記』などを著し、有用な口訣を残したことで知られます。

　特に有名なのは『療治経験筆記』に書かれた補中益気湯の口訣です。そこには
① 手足がだるい　　　　　　② 声に力がない
③ 目に力がない　　　　　　④ 噛む時に口の中に白い泡ができる
⑤ 味覚が鈍い　　　　　　　⑥ 温かい飲食物を好む
⑦ 腹部に動悸を触知する　　⑧ 脈が散大で無力
という8項目が補中益気湯を使う目標として記載され、中でも①が重要であることが述べられています。この口訣は現在においても補中益気湯の使用目標として、よく参考にされています。

和田東郭 1742-1803

折衷派の代表人物の一人。吉益東洞から古方の医学を学びましたが、それだけでは不十分と考え、「一切の治病は古方を主とし、その不足は後世方をもって補うべし」と主張し、古方派と後世派を折衷した医療を行いました。このやり方は当時の人々にも広く受け入れられたようです。

著述を好まなかったため自身の著作はありませんが、弟子が記録・編纂したものとして『蕉窓雑話』『蕉窓方意解』『導水瑣言』『東郭医談』などがあります。なお、一部の書名にある「蕉窓」とは、東郭の塾の窓前に芭蕉の木が植えられていたことに由来しているそうです。

原南陽 1753-1820

水戸藩医の家に生まれ、京で山脇東門（山脇東洋の息子）や賀川玄迪（産科の医師）に学びました。後に水戸藩医となって活躍しました。

主著の『叢桂亭医事小言』の中で原南陽は、

● 自分の弟子には、まずは『傷寒論』を暗記させ、古方を学ばせる

● しかし次の段階では、処方の古今に関わらず、効果のあるものは使うようにする

● ただし、あまり使う処方の種類を多くすべきではない

と述べており、南陽の考え方を端的に表しています。

著書には『叢桂亭医事小言』の他、『叢桂偶記』『寄奇方記』『砦草』などがあります。また痔の治療によく使われる乙字湯を創方したことでも有名です。

華岡青洲 1760-1835

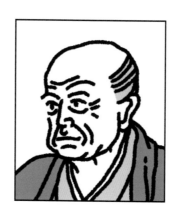

オランダ医学と漢方医学（古方）を折衷させた人物です。吉益南涯から古方派の漢方医学を学び、大和見立にオランダ医学を学びました。

通仙散（麻沸散）という経口麻酔薬を開発し、1805年にそれを用いて全身麻酔下での乳がん摘出手術を行いました。これはきちんと記録に残っているものとしては世界初の快挙です。輸血も輸液も抗生剤もない時代に、その後も多くの手術を成功させました（乳がんだけで153例）。

漢方にも精通しており、十味敗毒湯や紫雲膏を創ったことでも知られています。また上記の手術の際にも、術前に半夏瀉心湯、術後の覚醒促進に三黄瀉心湯を用いるなど、漢方薬を支持療法としてうまく活用していたようです。

終生民間の医師として過ごし、紀州（現在の和歌山県）の僻地で民衆の医療に携わりました。青洲の塾である春林軒には全国から門弟が集まり、その数は千人を超えたといわれています。その中には後に全身麻酔下で大腿離断術に成功し、また連珠飲を創方したことで知られる本間棗軒（1804-1872）もいます。

代表著書に『瘍科方筌』があります。

浅田宗伯 1815-1894
あさだそうはく

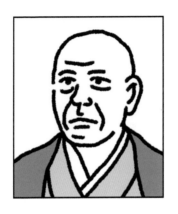

　江戸時代末期～明治時代にかけて活躍した名医で、様々な逸話が残っています。その一つが江戸時代末期に日本に来ていたフランス公使ロッシュの治療に当たったというものです。フランスから連れてきていた医師が治せなかったロッシュの病を幕府の命令で浅田宗伯が診療して治癒させ、後にフランス皇帝ナポレオン三世から謝品が贈られました。このことから宗伯の医術は、世界的に見ても非常に高いレベルに達していたと考えられます。また明治天皇や明宮（後の大正天皇）などの治療にも当たりました。

　宗伯の常用処方の内容や使い方は『勿誤薬室方函』『勿誤薬室方函口訣』にまとめられています。この二書は、現在の日本の漢方医学に最も影響を与えているといっても過言ではないほどの名著です。

　ちなみに、のど飴で有名な「浅田飴」の最初のレシピは宗伯の考案によるものだそうで、商品名も宗伯の名前に由来しています。

その他の古典・人物

有名な『養生訓<ruby>養生訓<rt>ようじょうくん</rt></ruby>』の著者

貝原益軒<ruby>貝原益軒<rt>かいばらえきけん</rt></ruby> 1630-1714

　江戸時代前期の儒学者で本草家、医家。27歳の時から約半世紀にわたり福岡の黒田藩に仕えました。80年を超える長寿を全うし、最後まで認知症にも寝たきりにもならなかったそうです。『黒田家譜』（黒田家の歴史を記した書物）を編纂したことでも知られますが、医学分野における著書では『養生訓』『大和本草』などが有名です。

　『養生訓』は健康のための実践書で、益軒自身が自分で実践した内容をわかりやすく仮名交じり文で記載しています。その中では「腹八分」「睡眠をしっかりとる」「無理をしない」など、現代でも通用する健康のポイントが書かれています。

　『大和本草』は日本では初めてともいわれる本格的本草書です。『本草綱目』の分類をもとに益軒独自の分類法も加えて、1362種について由来・形状・利用法などを記載しています。一説では、薏苡仁をイボの治療に応用することを最初に記載したのも『大和本草』だと言われています。

　最晩年（78歳〜84歳）に記した『用薬日記』では自身がどのような薬を用いたかが書かれており、補中益気湯・帰脾湯・人参養栄湯などを頻用していたことが書き残されています。

第 **10** 章

清時代以降の中国

- 疫病の流行などもあり、温病学が発達
- 清時代後期には西洋医学の影響を受けた中西匯通派も出現した
- 中華人民共和国成立後は国家主導で中医学が整備

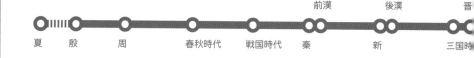

1

清時代以降の時代背景

　建国以来270年余り続いた明王朝も、1620年代後半の大旱魃や政情不安などにより国力が落ち、1644年に農民の反乱軍の指導者である李自成に滅ぼされます。李自成は皇帝になろうと目論みますが、山海関（万里の長城の東端）で防備に当たっていた呉三桂が北方の女真族（満州族）と手を結んで北京を攻略し、李自成軍は駆逐されます。このようにして女真族による清王朝が中国を支配することになりました。呉三桂は後に清に反旗を翻しますが滅ぼされ、清による中国支配が確立します。

　清は4代目の康熙帝、5代目の雍正帝、6代目の乾隆帝の時代に最盛期を迎え、モンゴルやウイグル、チベットをも支配下に収めました。また『四庫全書』（中国の様々な書物をまとめたもの）の編纂などの文化事業も行われました。

　しかし、18世紀末には白蓮教徒の乱が起こるなど、徐々に国が傾いていきます。それに拍車をかけたのがイギリスをはじめとする西洋諸国の外圧です。1840年、清によるアヘンの強制取り締まりに抗議したイギリスがアヘン戦争を起こします。清は惨敗し、南京条約で香港の割譲などを認めます。1856年にはアロー戦争（第二次アヘン戦争）が起こり、清は再び敗北。天津開港や九龍半島南部の割譲などを余儀なくされます。このようにして、清は徐々に半植民地化されていきます。

　その後、光緒帝や康有為らによる富国強兵・政治改革が図られますが、

第10章

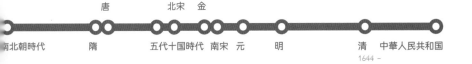

西太后をはじめとする保守派により阻止されてしまいます。1900 年には反キリスト教・排外主義の民衆蜂起である「義和団事件」が起こります。清は無謀にもこれに同調して西洋諸国と戦い、敗北。北京は陥落し、巨額の賠償金（返済に 1938 年までかかったそうです）を背負うことになります。もはや清はその勢威を取り戻すことはできず、1912 年、孫文らによる辛亥革命により滅ぼされます。これにより、中国の王朝による支配が終焉し、中華民国が成立します。

　中華民国成立後、中国を統治するためには強力な軍事力が必要と考えた孫文は、臨時大総統の座を軍閥出身の袁世凱に譲ります。その後、中国は軍閥が割拠する状態となります。孫文は新たな革命を目指して 1919 年に中国国民党を結成します。1924 年には中国共産党と手を組んで第一次国共合作（国共合作とは国民党と共産党が手を結ぶこと）が成立。共同して北方の軍閥を討伐する「北伐」に乗り出します。しかし孫文は 1925 年に病死。蒋介石が孫文の跡を継いで国民党のリーダーとなり、広州で国民政府を樹立します。蒋介石は 1927 年に上海クーデターにより共産党員を逮捕し、国民党と共産党は決裂。国民党が単独で主導権を握ります。1928 年には北方の軍閥政府が降伏し、国民党が中国を統一します。共産党を弾圧していた国民党ですが、その後日本の侵略が激化すると単独では日本に対抗できないため、再び共産党と手を結び、第二次国共合作が成立します。1945 年 8 月に日中戦争は終了し、中国は戦勝国となるものの、その後、国民党と共産党は再び決裂して内戦となります。結果的に毛沢東率いる共産党が勝利し、1949 年 10 月に中華人民共和国が成立します。国民党政府は台湾に逃れ、今日まで中華民国を称しています。

清時代以降の医学の特徴

　明〜清の時代は長江流域を中心に疫病が頻繁に流行し、多くの人が苦しみました。現代でいう腸チフス、コレラ、赤痢、マラリア、天然痘、麻疹、ペストなどだったと考えられます。『傷寒論』などに基づく従来の医学ではこうした疫病を治せないケースも多かったようです。そのことから、これらの疫病は『傷寒論』で考えられてきたような病因とは全く別の病因によって起こるのではないかという考え方が生まれ、温病学が発達することになります。

　また、清時代の後期（特にアヘン戦争後）になると中国にも西洋医学が盛んに入ってくるようになります。その結果、それまでの中国の漢方医学の考え方と西洋医学の考え方を折衷しようとする考え方（中西匯通派）も生まれました。

　清が滅び、中華民国が成立して以降は、漢方医学は政府の方針により一時期苦境に立たされました。しかし、1949年に成立した中華人民共和国は漢方医学を保護し、西洋医学と共存させる政策をとります。その当時残っていた様々な漢方の流派の内容が統合・整理されて教科書が作られました。そうして整備された漢方医学のことを中国の医学ということで「中医学」と呼びます。国家主導で中医学の医師免許システムが整備され、大学での教育も行われるようになりました。その後も教科書や教育制度などがさらに整備され、現在に至っています。

この時代の重要な古典や人物

温病学派

　清時代の最も特徴的な学説は温病学といえます。この考え方は金元時代の河間学派（劉完素ら）の影響を受けています。温病は、傷寒（『傷寒論』で治療対象とされている病気）を引き起こす風寒邪とは別の病因である風熱邪や風湿熱邪によって引き起こされ、発症後の経過も異なると考えられました。傷寒と温病の大まかな違いは下表のとおりです。

　この温病学派を代表する人物が、呉又可・葉桂・呉瑭です。

傷寒と温病の大まかな違い

	傷寒	温病
病因（外邪）	風寒邪	風熱邪
悪寒	悪寒が強く、持続時間も長い	悪寒は少なく、あっても持続時間は短い
発症環境	「寒い」環境（冬場に多い）	「暑い」環境（夏場に多い）
口渇(喉の渇き)	あまり強くない	初期から強い
脈	浮緊	浮数
咽頭痛	発赤はあまり強くない。痛みも軽度。	発赤が強く、痛みも強い。
体の熱感	熱感は弱く、四肢の冷えなどを伴うことも多い。	体の熱感が強い

※温病には風湿熱邪を病因とするものもありますが、この表中には示していません。

呉又可（呉有性） 17世紀

『温疫論』（1642年）を著し、温病学派の先駆けとなりました。

　呉又可が主に治療や研究の対象としたのは「温疫」というもので、「温病」の中でも、感染性が強く悪性で、予後も悪いものでした。呉又可は温疫と傷寒とは異なる病気であるとして、はっきりと区別しました。またその病因を「戻気」「癘気」「雑気」と名付け、下記のような特徴があると考えました。

- 地域性があり、時季により盛衰がある
- 種類が多い
- 種類により特異性がある（好発部位が種類により異なる）
- 動物の種類により感受性が異なる
- 皮膚の化膿性疾患を起こすこともある
- 口や鼻から侵入する（⇔傷寒は皮膚から侵入する）
- 侵入すると、膜原（口・鼻と胃・肺の中間、横隔膜の辺り）に留まる

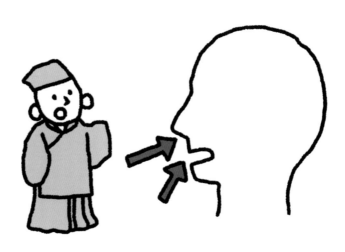

葉桂（葉天士）1667-1746

葉天士という名前（字）の方がよく知られています。『温熱論』（1746 年前後：弟子達によって整理された書）で知られている温病学の代表人物。中国で「十大神医」の一人に挙げられているほどの名医だったそうです。

呉又可が温病の中でも温疫のみを対象としたのに対し、温病全般を治療・研究対象としました。温病の病因・感染侵入経路・治療原則などを系統的に述べ、衛気営血弁証を確立しました。これは温病を衛分・気分・営分・血分の４つのステージに分けて分析するという考え方で、主に風熱邪による病に適用されています。

治療法においても辛涼解表・涼血解毒・清心開竅・涼肝熄風など、様々な方法を創り出しました。

呉瑭（呉鞠通）1758-1836

呉又可や葉桂の学説を学び、さらに自身の治療経験をまとめて『温病条弁』（1798 年）を著しました。温病学の集大成ともいえる著作になっています。

葉桂の衛気営血弁証に三焦（上焦・中焦・下焦）の概念を組み合わせて、三焦弁証を確立しました。これにより風湿熱邪によって起こる病気の治療法が確立しました。

銀翹散や桑菊飲を創ったことでも知られています。

第10章

中西匯通派の出現

清時代末期以降、西洋医学の導入も盛んとなります。その影響を受けて、西洋医学を漢方医学の中に取り込んで新しい医学を作ろうとする動きも出てきます。そうした一派を中西匯通派と言います。王清任や唐宗海、張 錫 純 などが代表人物です。

─────（ 東洋医学的な臓腑説の誤りを指摘 ）─────

王清任 1768-1831

『医林改錯』（1830 年）の著者。解剖学を重視し、しばしば刑場に赴いて死体の臓器の観察を行いました。そこで得た知見を元に、『医林改錯』では従来の東洋医学的な臓腑説の誤りを指摘しています。従来の学説からの発展を試みた点は評価できるものの、現代の医学知識から見れば『医林改錯』の解剖学的内容は誤りが多く、その学説については問題も多いようです。

ただその一方で、王清任は優れた処方を創ったことで知られます。有名なのが補陽還五湯と血腑逐瘀湯です。どちらも瘀血を治療する処方ですが、単に川芎・紅花・桃仁などで駆瘀血（活血・化瘀）するだけではなく、
● 瘀血を治療するために気を補う（補陽還五湯）
● 瘀血を治療するために気を巡らせる（血腑逐瘀湯）
というように、「気」と「血」の関係性に着目して創られている点が特徴的です。

唐宗海（唐容川）1846?-1897?
とうそうかい　とうようせん

『黄帝内経』『難経』『傷寒論』を土台として、東洋医学の生理観を生かしながら、西洋医学といかに結びつけるかを考えました。

代表著作は『血証論』（1864年）です。この中では瘀血や出血の病理や治療法を詳細に述べています。中でも特徴的な考え方として、「瘀血が存在すると新しい血を作ることができないので、血が不足している時もまず瘀血を除く治療を行うべき」と主張する「去瘀生新説」が挙げられます。
けっしょうろん
きょおせいしん

東西医学の結合を試みた名医

張 錫 純 1860-1933
ちょうしゃくじゅん

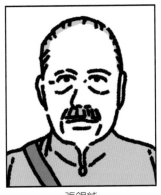
張錫純

清 ～ 中 華 民 国 時 代 の 名 医 で、『医学衷中参西録』の著者です。書名は「中国医学を確固たる土台にして（衷中）、西洋医学から有益なものを採用した（参西）」という意味です。
いがくちゅうちゅうさんせいろく

ここからも分かるように、張錫純は漢方医学と西洋医学の結合に努めました。処方においても東西医学の結合を試み、石膏アスピリン湯を創ったことなどでも有名です。
せっこう
とう

第10章

第 **11** 章

明治時代以降の日本

- 明治政府は正式な医学にドイツ医学を指定。
  以降、漢方医学は正当な医学ではなくなった。
- しかし一部の医師や薬剤師が江戸時代からの漢方医学を継承
- 明治時代末の『医界之鉄椎』を一つの契機として、
  漢方復興運動が始まる。

1

明治時代以降の時代背景

　明治維新を契機に、日本は様々な技術や制度を西洋化していくことになります。このことは様々な分野および、医学も例外ではありませんでした。

　また政府は西洋化によって富国強兵を進めていきます。産業を発展させ、鉄道や通信などのインフラの整備も進めました。軍事力も拡大させ、次第に近隣諸国への勢力拡大を図るようになります。

　そして日清戦争（1894-1895 年）および日露戦争（1904-1905 年）の勝利、さらに第一次世界大戦（1914-1918 年）で戦勝国となったことで、欧米列強に匹敵するほどの強国となります。しかし、その一方で、欧米からは警戒され、アジア諸国からは反発されるという苦しい立場にもなりました。

　そして、第二次世界大戦（1939-1945年）に突入し、敗北。死者・行方不明者は約300万人、被災者は約875万人ともいわれる甚大な被害を受けました。しかし、そんなどん底の状態から日本は復興し、世界屈指の経済大国となっていきます。

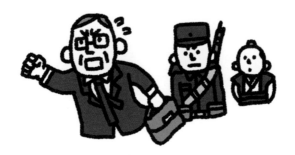

2

明治時代の医学の特徴

　西洋化に力を入れる明治政府は新しい医療制度を定め、その中でドイツ医学を正式な医学とすることを決定します。その結果、漢方医学は正当な医学から外されてしまい、医学教育の中でも教えられなくなってしまいました。当時の漢方医たちは漢方医学の制度上の復活を目指して1879年に「温知社」を結成し、最終的には議会闘争にまで持ち込みましたが、<u>1895年に提出した法案が否決され、ついに制度上、漢方医学は存続の道を断たれてしまいます。</u>

　その後は江戸時代以来の漢方医から学んだ一部の医師や薬剤師が、民間レベルで漢方医学を継承していきました。

　しかし、明治時代末になると和田啓十郎が『医界之鉄椎』を著し、それが大きな契機となって漢方復興運動が始まります。その後、湯本求真・奥田謙蔵らによって古方派の漢方医学が継承・発展されていきました。また、浅田宗伯の医学（浅田流）は、弟子である木村博昭らによって引き継がれていきました。

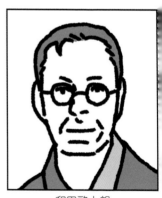

和田啓十郎

また、明治から昭和初期にかけて活躍した森道伯は一貫堂医学（後世派）を創始し、現在に至るまで継承されています。

　戦後、漢方に関する研究団体・教育機関も組織されていきました。1950 年には日本東洋医学会が設立されます。1970 年代からは大学や公的研究機関にも漢方医学の研究・診療部門が開設され、診療・研究・教育の基盤が整っていきます。2001 年には、医学教育モデル・コア・カリキュラムの一般目標「診療に必要な薬物治療の基本（薬理作用, 副作用）を学ぶ」の到達目標に「和漢薬を概説できる」が追加されました。

　また、漢方薬の剤型についても戦後大きな変革がありました。それまではいわゆる煎じ薬や丸剤・散剤（生薬をそのまま粉にしたもの）しかありませんでしたが、1957 年に漢方エキス製剤が初めて一般商品化され、利便性が飛躍的に向上します。1967 年にはそうした漢方エキス製剤が薬価基準にも収載され、保険診療で使用できるようになりました。収載される品目やメーカーはその後も増え、現在では様々なメーカーによるたくさんの処方の漢方エキス製剤を使用することができます。

　このようにして、いったんは廃絶の危機にあった漢方医学が、現在の医療において「普通に」使われるようになりました。

この時代の重要な古典や人物

　ここでは、明治時代以降、漢方を継承・発展してきた人物をグループ別に紹介します。

古方派

　和田啓十郎（わだけいじゅうろう）（1872-1916）・湯本求真（ゆもときゅうしん）（1876-1941）・大塚敬節（おおつかよしのり）（1900-1980）らが代表人物です。

　1910年、和田啓十郎が『医界之鉄椎（いかいのてっつい）』を著しました。この書物は当時の西洋医学の知識を背景に、治療医学としての漢方医学の優秀性を説いたもので、漢方医学復興運動の大きなきっかけとなりました。その考え方は江戸時代の古方派の代表である吉益東洞に近いもので、『傷寒論』『金匱要略』を重視していました。

　この和田啓十郎に影響を受けたのが湯本求真です。湯本求真は和田啓十郎に直接師事したわけではありませんが、和田啓十郎から書簡のやり取りなどを通じて漢方医学を教わり、古方の医学を継承・発展させました。そして1927年に『皇漢医学（こうかんいがく）』を著しました。

　湯本求真の弟子が大塚敬節（しばしば「おおつかけいせつ」と呼ばれます）です。昭和時代の漢方を代表する人物です。湯本求真から引き継いだ古方の医学を発展させ、多くの弟子も育てました。また1941年に、流派の垣根を越えて、木村長久（きむらながひさ）（浅田流）・矢数道明（やかずどうめい）（一貫堂）・清水藤太郎（しみずとうたろう）（古方派）とともに『漢方診療の実際』を出版しました。この書物は、漢方の予備知識がない医師でも漢方薬を応用できることを目的として書かれたもので、画期的な書物でした。この中では伝統的な漢方用語の再定義なども行われており、現在の漢方医学にも大きな影響を与えています。

古方派（千葉古方）

奥田謙蔵（1884-1961）・和田正系（1900-1979）・藤平健（1914-1997）・
小倉重成（1916-1988）らが代表人物です。

古方系の漢方医学ですが、上記の和田啓十郎・湯本求真らとは別の流れで継承・
発展してきたグループです。

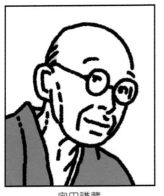
奥田謙蔵

奥田謙蔵は吉益東洞の古方派医学を継承す
る医家に生まれ、家伝の医学を実践しました。
出身は香川県ですが、後に関東に移り、主に
千葉県で漢方診療を行いました。そのため、
奥田謙蔵をはじめとするグループは「千葉古
方」と呼ばれます。その門下に集まったのが
和田正系（和田啓十郎の息子）や藤平健・小
倉重成らです。彼らは千葉大学の出身者であっ
たため、その後、奥田謙蔵の医学は千葉大学
を中心に継承されていきます。その後、富山
大学（旧富山医科薬科大学）でも千葉古方の
医学は継承されていきました。

浅田宗伯の後継者（浅田流・折衷派）

木村博昭（1866-1931）・中野鴻章・新妻壮五郎・細野史郎（1899-1989）
らが代表人物です。

　江戸～明治時代にかけて活躍した浅田宗伯の医学を継承するグループです。木村博昭は東京で、中野鴻章は大阪で、新妻壮五郎は京都で浅田流の医学を実践し、活躍しました。

　細野史郎は新妻壮五郎の息子の新妻良輔の弟子で、浅田流の医学を継承し、昭和時代の漢方医学の発展に尽くしました。京都で聖光園細野診療所を開設し、漢方診療を行うとともに、多くの弟子も育てました。この診療所では現在も浅田流の漢方が継承されています。

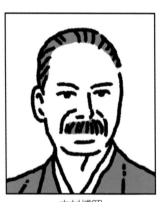

木村博昭

　なお、大塚敬節らとともに『漢方診療の実際』を著した木村長久は、木村博昭の養子です。

一貫堂（後世派の一つ）

森道伯（1867-1931）・矢数格（1876-1941）・矢数道明（1905-2002）ら
が代表人物です。

　森道伯は医師ではないものの、遊佐快真（宮城・塩釜の医師）や清水良斉に師
事して漢方医学を学びました。そして、晩年には独自の体質分類に基づいて処方
を運用する体系（三大証・五大処方）を創り上げました。その概要は、
● 体質を①瘀血証体質、②臓毒証体質、③解毒証体質の三大証に分ける
● ①には通導散、②には防風通聖散、
　　③には柴胡清肝湯・荊芥連翹湯・竜胆瀉肝湯を主に用いる
というものでした。

　ただよく誤解されるのですが、森道伯は上記の体質治療のみ行った、あるいは
上記の処方のみ用いたわけではありません。当然ながらそれ以外の様々な処方も
活用し、多くの疾患を治療しました。その一例として、森道伯の治療は1918年
～1919年に流行したスペイン風邪（インフルエンザのパンデミック）にも高い
効果をあげたことが知られています。

　そのような優秀な治療成績を出すとともに、後進も育てました。森道伯の流派
はその薬室の号をとって「一貫堂」と呼ばれます。使用処方が後世方なので、従
来の流派の中では、後世派の一つとして分類されています。その医学は弟子の矢
数格・矢数道明らに引き継がれ、現在でもよく応用されています。

　矢数格は『漢方一貫堂医学』を著し、師匠の医学の継承に努めました。
　また、矢数道明は一貫堂医学を継承するとともに、『漢方診療の実際』の著者
の一人となるなど、流派を超えた漢方復興運動に力を注ぎました。平成に至るま
でその活動を続け、多くの業績を残しています。

｜コラム｜　一貫堂医学の三大証（三大体質）

　一貫堂医学の特徴としてよく挙げられる三大証（三大体質）分類。それぞれの体質は、概ね次のようなものとされています。

① 瘀血証
　　機能を失って停滞した血液（瘀血）が蓄積しており、
　　婦人病・痔疾などを起こしやすい。
② 臓毒証
　　新陳代謝障害物などが各臓器に蓄積しており、脳卒中などを起こしやすい。
③ 解毒証
　　鼻炎や気管支炎、リンパ節腫脹などの炎症を起こしやすく、結核にかかり
　　やすい

この体質分類は、
① は脂質異常症や婦人科系疾患などに、
② はメタボリックシンドロームなどに、
③ はアレルギー疾患などに
該当することが多く、現代でもよく応用されています。

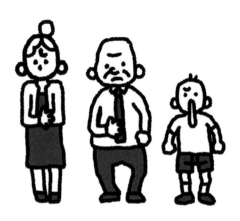

附録

漢方エキス製剤の歴史

　漢方薬というと、もともとは煎じ薬や散剤・丸剤などしかありませんでした。しかし、現代の日本で使われている漢方薬の多くは漢方エキス製剤と呼ばれているものです。剤型には顆粒・細粒・錠剤・カプセル剤などがあります。この漢方エキス製剤が生まれたことで、漢方薬の服用が簡単になり、漢方が身近なものとなりました。

　このような漢方エキス製剤は、実は日本で生まれたものなのです。ここではその漢方エキス製剤の歴史や特徴について、見ていきたいと思います。

漢方エキス製剤の特徴

　漢方エキス製剤と従来の漢方薬（煎じ薬や散剤・丸剤）を比べると次の表のような違いがあるといえます。

	漢方エキス製剤	従来の漢方薬（煎じ薬など）
服用の手間	手間がかからない	手間がかかる（特に煎じ薬）
効果	従来の漢方薬より低い	高い
携帯性	優れている	携帯に適さない（特に煎じ薬）
保存性	長期保存に適している	長期保存に適さない
品質安定性	安定している（品質のバラツキが少ない）	あまり安定していない（品質のバラツキが多い）
味やにおい	弱い	強い
飲みやすさ	一般に飲みやすい	一般に飲みにくい
オーダーメイドへの対応	配合内容が決められており、対応できない	患者に合わせたオーダーメイドの配合ができる

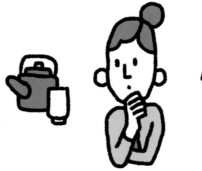

漢方エキス製剤の歴史

955 | 漢方エキス製剤を初めて実用化

武田薬品工業株式会社の技術を応用して、京都の<ruby>聖光園細野<rt>せいこうえんほその</rt></ruby>診療所で漢方エキス製剤が作成され、診療の現場で初めて実用化されました。現在でもオリジナルの漢方エキス製剤を作成し、診療に活用しておられます。

1957 | 漢方エキス製剤が初めて市場で発売

<ruby>小太郎<rt>こたろう</rt></ruby>漢方製薬株式会社が漢方エキス製剤（35 品目）を初めて発売しました。聖光園細野診療所の漢方エキス製剤は、あくまで診療所内での使用に限定されていたため、市場において広く発売したのはこれが初めてでした。当時は一般用と医療用の区別がなく、これらの製剤は医師にも薬剤師にも活用されていたようです。

1967 | 漢方エキス製剤が初めて薬価収載

小太郎漢方製薬の 6 品目（葛根湯・<ruby>十味敗毒湯<rt>じゅうみはいどくとう</rt></ruby>・<ruby>五苓散<rt>ごれいさん</rt></ruby>・<ruby>当帰芍薬散<rt>とうきしゃくやくさん</rt></ruby>・ヨクイニンエキス錠・ヨクイニンエキス散）が、医療用医薬品として薬価収載されます。漢方エキス製剤が薬価収載されたのはこれが初めてでした。当時は「漢方製剤」という薬効分類がなく、例えば葛根湯は解熱鎮痛剤として、五苓散は利尿薬として収載されていました。

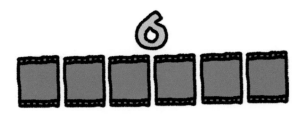

| 1975 | 『一般用漢方処方の手引き』が発刊 |

1972 年～ 1974 年にかけて、日本で繁用されている漢方処方を中心に、いわゆる「210 処方」が厚生省によって選定され、それらの処方の承認審査内規が決められます。それを元に『一般用漢方処方の手引き』(厚生省事務局監修）が作られ、発刊されました。これは一般用漢方エキス製剤の承認要件を定めたものでしたが、以後、医療用漢方エキス製剤についての効能効果や生薬の配合内容なども、この『一般用漢方処方の手引き』の記載に準ずることとなります。

| 1976 | 「漢方製剤」の薬効分類が新設され、薬価収載品目が大幅に増加 |

「漢方製剤」薬効分類が新設され、医療用漢方製剤として 41 処方が薬価基準に収載されました。この年に、株式会社津村順天堂（現株式会社ツムラ）が新規参入（医療用）します。薬効分類が新設されたことで、漢方エキス製剤が保険診療における治療薬として正式に認められたということができます。

| 1978 | 薬価収載品目がさらに追加 |
| 1981 | |

1978 年、医療用漢方製剤に 73 処方が追加収載され、87 処方・157 品目に拡大しました。この年に大杉製薬株式会社が新規参入（医療用）します。1981 年にはさらに 58 処方が追加収載。合計 145 処方、627 品目となりました。カネボウ薬品株式会社(現　クラシエ薬品株式会社）がこの年に新規参入（医療用）しています。

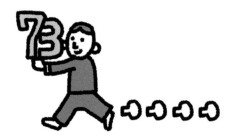

「マル漢通知」が出される

当時の漢方エキス製剤の品質管理はまだ不十分なところがありました。これを解決すべく、1985 年 5 月 31 日、「医療用漢方エキス製剤の取り扱いについて（厚生省薬務局審査課長通知、薬審 2 第 120 号）」（通称「マル漢通知」）が出されます。これにより、漢方エキス製剤は標準湯剤との比較試験を行い、そのデータを提出することが求められました。この概要は下記のようなものです。

① 各処方について、各メーカーが標準となる煎じ薬を作る（これを「標準湯剤」といいます）
② 各処方について、基本的に 2 種類以上の指標成分（エフェドリン、グリチルリチン等）を設定する
③ 漢方エキス製剤（実際の製品）と①の標準湯剤で、②の指標成分の量を比較する
④ 漢方エキス製剤の指標成分量が、標準湯剤の 7 割以上でなければ不合格とする（より標準湯剤に近づけることが望ましいという努力義務も附記）

このようにして、一定以上の品質を確保するようにルールが定められたのです。

附録

1986　医療用漢方製剤が改めて薬価収載

前述の「マル漢通知」の条件をクリアした医療用漢方製剤が、それ以前の収載品と入れ替わる形で、改めて薬価収載し直されます（147 処方）。この収載し直された製品が現在の医療用エキス製剤です。これらの製品の添付文書では薬価基準収載年月が「1986 年 10 月」となっているものが多いのは、この時に収載し直されたためです。（なお、クラシエ薬品の製品の薬価基準収載年月は「2007 年 7 月」になっています。これは、2007 年にカネボウ薬品からクラシエ薬品に社名変更を行ったことに伴い商品名が変わったためで、製品本体に変更があったわけではありません。）なお、2018 年 4 月 9 日時点で、医療用漢方製剤は 148 処方、653 品目、682 製品となっています。

| 2008 | 『改訂 一般用漢方処方の手引き』が発刊 |

『一般用漢方処方の手引き』が改訂され、収載処方が210処方から213処方に増えました。この中で、時代に即した効能効果の文言見直しも行われました。また、漢方の「証」の概念を反映した「しばり」と呼ばれる文言も効能効果に記載されることとなりました。

| 2012 | 『新 一般用漢方処方の手引き』が発刊 |

『改訂 一般用漢方処方の手引き』からさらに81処方が追加され、収載処方が294処方に増えました。これにより、一般用漢方エキス製剤（OTCの漢方エキス製剤）で作ることができる処方が大幅に増加しました。

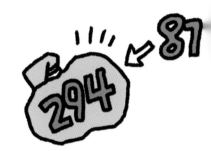

| コラム | メーカーによって効能効果が異なるのはなぜか？

　医療用漢方エキス製剤において、同じ処方であるにもかかわらず、メーカーによって効能効果が異なるケースがあります。これは、

① 『一般用漢方処方の手引き』の発刊以前に承認申請した製品
　⇒効能効果はメーカーが規定する
② 『一般用漢方処方の手引き』の発刊以降に承認申請した製品
　⇒効能効果は『一般用漢方処方の手引き』に記載した通りとなる

という違いが生じているためです。①に該当する製品を持つのはツムラと小太郎漢方製薬なので、これら2社の製品の中には他社と異なる効能効果を持つものがあるのです。

漢方エキス製剤の製造工程

　現在、様々なメーカーが漢方エキス製剤を製造しています。ここでは一般的な漢方エキス製剤の製造工程について、簡単に紹介します。

生薬を配合する	各製品で生薬の配合比率が決まっているので、それに合わせて生薬を配合します。
エキスを抽出	ブレンドした生薬をお湯で煮て、エキスを抽出します。つまり「煎じる」工程です。この時の温度や水量、抽出時間などは各メーカーによって異なります。メーカーの腕の見せ所の一つです。
エキス抽出液を濃縮する	エキス抽出液をいきなり乾燥するのは大変なので、ある程度水分を蒸発させて、濃縮させます。この時、高温にしてしまうと、エキス中の成分が変化してしまうおそれがあるので、減圧下で低温状態のまま水分を蒸発させる方法が一般的です。（気圧が低い状態では低い温度でも沸騰します。その原理を利用しています。）
エキスを乾燥	濃縮したエキスを乾燥させて、エキス末を作ります。乾燥の方法には噴霧乾燥（スプレードライ）や真空乾燥などがあります。

附録

賦形剤（添加剤）を混ぜる	エキス末に乳糖やデンプンなどの賦形剤（添加剤）を加えて混合します。賦形剤（添加剤）を加える理由としては、 ・飲みやすくする ・保存性を上げる ・吸湿を防ぐ などがあります。 賦形剤（添加剤）の配合やその量はメーカーごとに異なっており、各メーカーの製剤を特徴づける大きな要因となります。
各剤型に整える	エキス末と賦形剤（添加剤）の混合物を、顆粒・細粒・錠剤などの剤型に整えます。
包装・出荷	分包品などの形に包装して、箱詰めなどもして、出荷します。

　今ではこのようにして作られた漢方エキス製剤が日本全国で当たり前に使われ、多くの人が便利に漢方薬を活用できるようになりました。

　しかし、漢方エキス製剤ができたのはほんの 60 年ほど前にすぎません。苦労して開発した先人達に感謝したいですね。

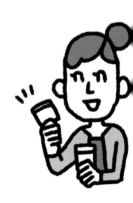

【主な参考文献・参考図書等】

・喩静ほか：東洋医学各家学説講座　第1回：『傷寒雑病論』成立までの背景．漢方研究（550）：378-382,2017

・喩静ほか：東洋医学各家学説講座　第2回：『黄帝内経』と『湯液経法』の『傷寒雑病論』への影響．漢方研究（554）：58-62,2018

・喩静ほか：東洋医学各家学説講座　第3回：『傷寒雑病論』について．漢方研究（558）：213-221,2018

・喩静ほか：東洋医学各家学説講座　第4回：三国（魏）・晋・南北朝における中国医学の発展．漢方研究（564）：447-452,2018

・真柳誠：北宋の医官教育と医書出版．日本医史学雑誌　第59巻第2号222頁,2013

・笛木司ほか：宋代の煮散法にヒントを得た簡便かつ成分抽出効率良好な煎薬調製法の開発（第2報）．日東医誌　Vol.67 No.2 114-122,2016

・于霞：中医小児科の開祖・銭乙．中医臨床27（4）,480-484,2006-12

・中山清治：栄西と喫茶養生記．東京有明医療大学雑誌　Vol.4,33-37,2012

・遠藤次郎、中村輝子：新発見の医書、田代三喜「本方加減秘集」に見られる医説．日本医史学雑誌　第47巻第4号 797-818,2001

・遠藤次郎、中村輝子：『延寿院切紙』における導道・三喜像．日本医史学雑誌　第48巻第3号 398-399,2002

・松岡尚則ほか：吉益東洞と松原一閑齋の医術・医論について．漢方の臨床　第58巻第12号 2387-2403,2011

・田中耕一郎,板倉英俊,奈良和彦他：唐容川の『血証論』を読む　陰陽水火気血論にみる気血水の理解（前篇）中医臨床 33(4), 48-53, 2012-12

・田中耕一郎,板倉英俊,奈良和彦他：唐容川の『血証論』を読む　陰陽水火気血論にみる気血水の理解（後篇）中医臨床 34(1), 76-80, 2013-03

・『新版　漢方の歴史』小曽戸洋　大修館書店

・『和刻漢籍医書集成』小曽戸洋・真柳誠編・解題

・『医学生のための漢方医学【基礎篇】』安井廣迪　東洋学術出版社

・『漢方薬の考え方、使い方』加島雅之　中外医学社

・『古典医書ダイジェスト』山本徳子　医道の日本社

・『近世漢方医学書集成』大塚敬節・矢数道明編集

・『香月牛山選集一　牛山活套・牛山方考』香月牛山原著・難波恒雄編集　漢方文献刊行会

・『専門医のための漢方医学テキスト』日本東洋医学会学術教育委員会編集　日本東洋医学会

・「中国医学各家学説講座」（喩静講師）第1回〜第11回講義内容

索引

あ

饗庭東庵　108
浅田宗伯　125,140,144
有馬涼及　111
伊尹　10,15,16
医界之鉄椎　137,140,142
医学啓源　68
医学正伝　78,79
医学衷中参西録　135
医学入門　78,79
医学発明　71
医貫　81
医官局　45
医経溯洄集抄　112
医疾令　59
医事或問　116
医心方　59,60,120
一貫堂　141,142,145,146
一気留滞説　113
一般用漢方処方の手引き　150,152
一本堂行余医言　114
一本堂薬選　114
伊藤仁斎　102,106,112,114
稲葉文礼　111
医方周余　112
医療衆方規矩　97
医林改錯　134
陰陽五行説　12,60,66,116
宇津木昆台　111
温疫　132,133

温疫論　132
雲陣夜話　97
温熱論　133
温病学　66,127,130,131,132,133
温病学派　66,131,132
温病条弁　133
雲林神殻　87
衛気営血弁証　133
易水学派　63,66,68,70,72,73,78,80
閲甫食物本草　112
江戸医学館　120
王好古　66
王叔和　24,25
王清任　134
王燾　34,37
王祐　50
大塚敬節　142,144
岡本一抱　108
岡本玄冶　109
奥田謙蔵　140,143
小倉重成　143
尾台榕堂　119
温補派　66,78,80,82

か

外感病　70,71
貝原益軒　110,126
開宝新詳定本草　50
開宝本草（開宝重定本草）　50,53
香川修庵　113,114
河間学派　63,66,67,69,72,73,131
格致余論　73

梶原性全　59,61
華佗　10,18
片倉鶴陵　122
香月牛山　108,110
葛洪　24,26
火熱論　67
嘉祐本草（嘉祐補注神農本草）　50,51,53
観聚方要補　120
漢方一貫堂医学　145
漢方診療の実際　142,144,145
寒涼派　67
翰林医官院　45
寄奇方記　123
気血水説　118
徽宗　42,49
北山友松子　109
喫茶養生記　62
木村長久　142,144
木村博昭　140,144
牛山活套　110
牛山方考　110
龔廷賢　86,87,109
去瘀生新説　135
玉機微義　78,79
局方発揮　73
金匱玉函方　26
金匱要略　14,86,88,106,111,112,113,116,117,142
金匱要略輯義　120
金匱要略述義　121
金匱要略注解　112
金匱要略方論　88

金元四大家　63,66,67,68,
72,78,81
虞搏　78,79
景岳全書　82
啓迪院　97
啓迪集　97,98
外科発揮　80
外台祕要方　31,34,37,115
血証論　135
建珠録　116
甲乙経　28
皇漢医学　142
攻下派　69
攻邪派　69
考証学派　101,107,120,
121
校正医書局　44,45
黄帝　10,12
黄帝三部鍼灸甲乙経　28
黄帝素問宣明論方　67
黄帝内経　10,12,18,25,
28,29,39,44,51,59,67,
68,74,82,112,114,135
黄帝内経太素　39
黄帝八十一難経　18
皇甫謐　28
古学派　102,106
古今医鑑　87
五十二病方　10,19
後世派　91,94,96,101,
104,105,106,107,108,
109,110,116,117,122,
123,141,145
呉瑭（呉鞠通）　131,133
後藤艮山　113,114,115
古方派　101,104,106,107,

108,111,112,113,116,
119,120,123,124,140,
142,143
呉又可（呉有性）　131,132,
133
金武　58

さ

済世全書　87
察証弁治　95,96,97
三因極一病証方論　74
三陰三陽　14
三因方　74
纂言方考　112
三焦弁証　133
三大古典　7,10,11,19,27
時環読我書　121
史記　8,9,17,18,51
七情　74
清水藤太郎　142
煮散法　46
集験方　30,59
重校薬徴　119
重修政和経史証類備用本草
51,52
衆方規矩　97
種杏仙方　87
朱震亨（朱丹渓）　66,72,
73,75,78,81
寿世保元　87
出証配剤　97
儒門事親　69
淳于意　10,18
掌禹錫　50
傷寒雑病論　10,14,15,16,
18,25,29,46

傷寒直格　67
傷寒類証　88
傷寒論　14,44,71,74,86,
88,106,111,112,113,114,
116,117,119,123,130,
131,135,142
傷寒論攷注　121
傷寒論輯義　120
傷寒論述義　121
紹興本草（紹興経史証類備
用本草）　51
蕉窓雑話　123
蕉窓方意解　123
小児推拿秘旨　87
小児薬証直訣　47,68
小品方　30,59
証類本草（経史証類備急本
草）　51,52,84
女科撮要　80
諸病源候論　31,34,35,37,
60
秦越人　17
鍼灸甲乙経　28,59
針経　12,28
親試実験　114
新修本草　27,34,38,50,52,
53
神農　10,12,13
神農本草経　10,13,27,52,
121
随証治療　117
聖光園細野診療所　144,
149
聖済総録　48,49,61
成無己　74,88
政和聖済総録　48

政和本草（政和経史証類備用本草） 51
薛己 78,80
薛氏医案 78
折衷派 101,107,122,123,144
銭乙 47
千金方 30,31,34,36,37,44,60
千金要方 36
千金翼方 36
宣明論 67
宋雲公 88
宋改 44,48
叢桂偶記 123
叢桂亭医事小言 123
巣元方 34,35
倉公 10,18
蔵志 115
臓腑標本寒熱虚実用薬式 68
蘇敬 38
蘇頌 50
素問 12,28,51,58,67,82
素問玄机病式 67
素問攷注 121
孫思邈 34,36

た

太医局 45
太医署 34,45
大観本草（大観経史証類備急本草） 51
内経運気要旨論 67
太平恵民局 43,46
太平恵民和剤局方 46

太平聖恵方 47,48,61
戴曼公 87,109
多紀元堅 121
多紀元簡 120,121
竹田昌慶 94
田代三喜 91,94,95,96
丹渓心法 73
丹水子 112
丹波康頼 59,60,120
知聰 58
中医学 78,96,127,130
註解傷寒論 74,88
仲景全書 88
肘後救卒方 24,26,37
肘後備急方 26
肘後方 26
中西匯通派 127,130,134
趙開美 88
趙開美本 88
張介賓（張景岳） 82
趙献可 81
張元素（張潔古） 63,66,67,68,70,73,85
張錫純 134,135
張従正（張子和） 66,69
張仲景 10,14,15,88,117
陳延之 30
陳言 74
陳師文 46
珍珠囊 68
津田玄仙 122
天命論 116,117
東医宝鑑 79,89
湯液経法 15,16
東郭医談 123
陶弘景 24,26,27,38

唐慎微 51
導水瑣言 123
唐宗海（唐容川） 134,135
導道 95,96
徳来 58
砒草 123
頓医抄 59,61

な

内外傷弁惑論 71
内科摘要 80
内傷病 70,71
中神琴渓 122
長沢道寿 108
永富独嘯庵 122
中西深斎 111
中野鴻章 144
半井明親 94
名古屋玄医 112
難波の薬師 58
並河天民 111
難経 10,18,80,112,135
新妻壮五郎 144
210 処方 150,152

は

売薬所 43,46
華岡青洲 124
原南陽 123
脾胃論 71
備急千金要方 36
腹診 116
藤平健 143
婦人寿草 110
勿誤薬室方函 125
勿誤薬室方函口訣 125

扶陽抑陰説　112
鶛鵲　10,17,18
巧伎雑誌　119
巧極　116
巧証相対　116,117
抱朴子　26
保嬰金鏡録　80
保嬰撮要　80
午浚　89
細野史郎　144
補土派　70
本草経攷注　121
本草経集注　24,27,38,52
本草綱目　50,51,75,78,84,
85,108,126
本草図経　50,51
本方加減秘集　95
本間棗軒　122,124

ま

馬王堆漢墓　19
馬志　50
公原一閑齋　111,116
曲直瀬玄朔　97,105,108,
109
曲直瀬道三　68,91,94,95,
96,97,99,105,108
マル漢通知　151
万安方　59,61
万病一毒説　116,118
万病回春　75,86,87,108,
109
脈經　24,25,59
明堂孔穴鍼灸治要　28
村井琴山　111
名医別録　27,52

命門相火説　81
目黒道琢　120
瞑眩　116,117
森立之　120,121
森道伯　140,145

や

矢数格　145
矢数道明　142,145
薬治通義　121
薬徴　116,117
薬籠本草　110
大和本草　126
山脇東門　122,123
山脇東洋　113,114,115,
116,123
湯本求真　140,142,143
養陰派　72
瘍科方筌　124
葉桂（葉天士）　131,133
栄西　59,62
養生訓　126
楊上善　39
姚僧垣　30
用薬日記　126
吉田宗桂　94
吉益東洞　106,107,111,
114,115,116,118,119,
123,142,143
吉益南涯　118,124

ら

雷斅　29
雷公炮灸論　29
羅天益　66
蘭室秘蔵　71

李杲（李東垣）　66,68,70,
71,72,73,110
李時珍　51,78,84,85
李朱医学　73
李梴　78,79
李坊　50
劉翰　50
劉完素（劉河間）　63,66,
67,69,131
劉純　78,79
療治経験筆記　122
療治茶談　122
林億　50
類経　82
類聚方　116,119
類聚方広義　119
霊枢　12,28,82
煉丹術　23
六病位　14
魯府禁方　87

わ

和極集　95
和久田叔虎　111
和剤局方　43,46,68,94,95
和田啓十郎　140,142,143
和田東郭　123
和田正系　143

みむろひろし
三室洋

【現職】 小太郎漢方製薬株式会社　学術情報課　課長

【略歴】 1999 年に京都大学経済学部卒業。

同年 4 月にソフトウェア開発の企業に入社し、プログラマー、SE などの業務に 6 年間従事。

2005 年、以前より漢方に深く興味を持っていたことから、漢方に関わる仕事に転職することを決意し、カネボウ薬品株式会社（現クラシエ薬品株式会社）に入社。

8 年間、MR や学術部門の業務に携わる。

2013 年に小太郎漢方製薬に入社し、学術部門に配属。

以後、年間 50 回程度の講演活動を行うなど、漢方の知識・情報を医師・薬剤師・登録販売者・消費者などに伝える仕事を行っている。

なんとなく わかった気になる 漢方の歴史

2019 年 5 月 28 日　第 1 版発行
2021 年 2 月 28 日　第 2 版発行

著　者　　三室　洋
発行者　　檜山幸孝

発行所　　株式会社 あかし出版
　　　　　101-0052 東京都千代田区神田小川町 3-9
　　　　　http://www.akashishuppan.com
　　　　　総務部　939-8073 富山県富山市大町 2 区 1-7